U0121263

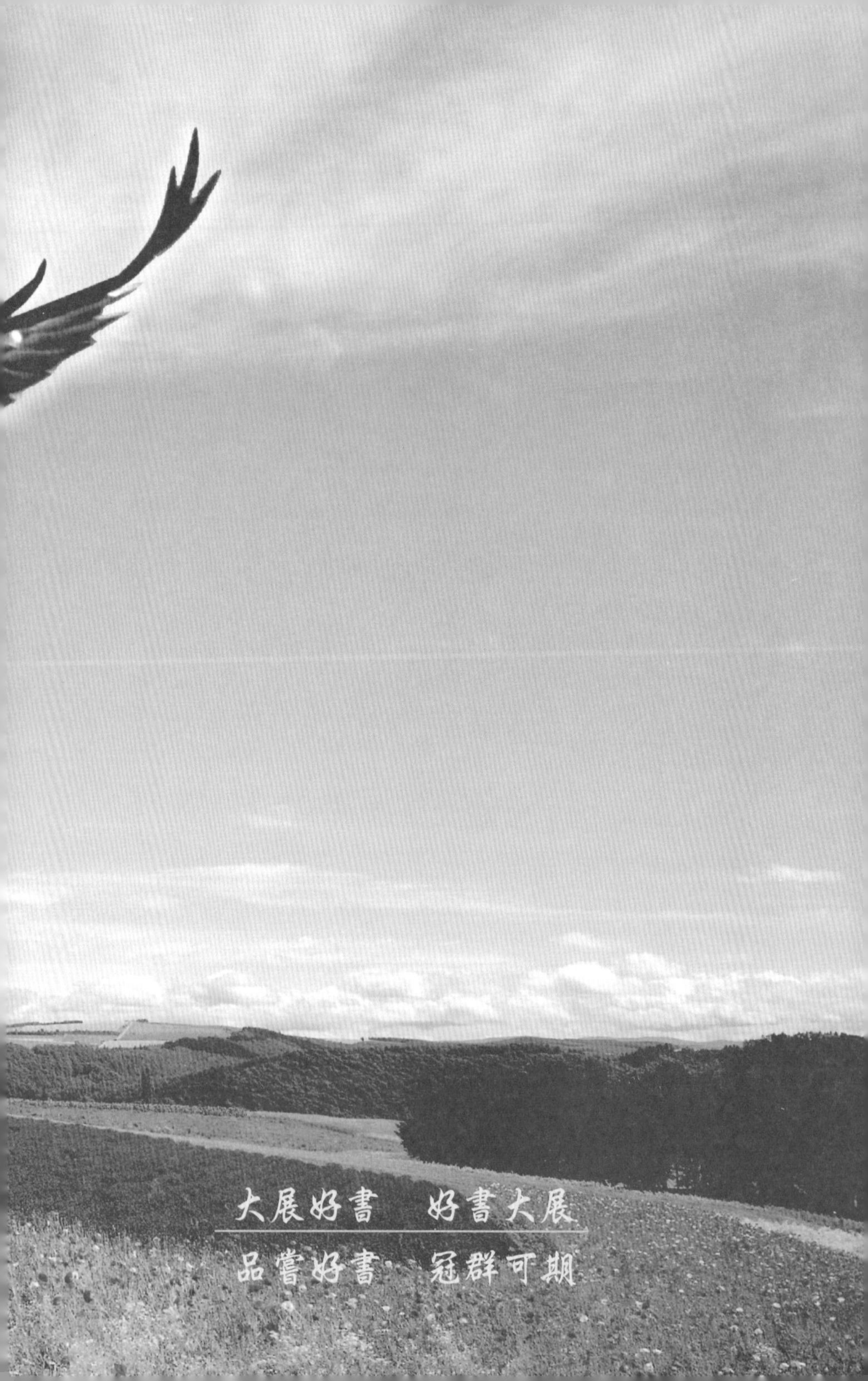
大展好書　好書大展
品嘗好書　冠群可期

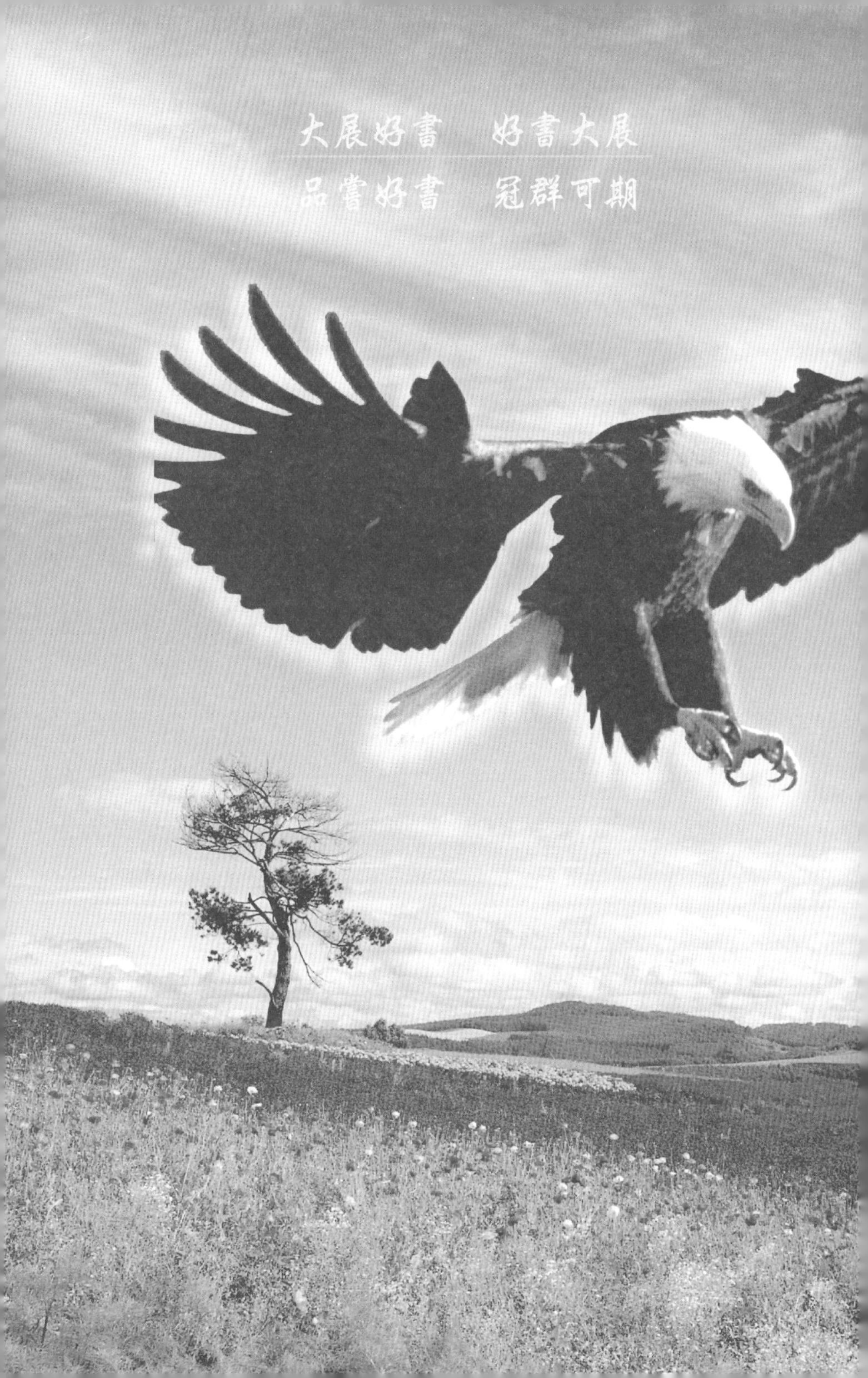
大展好書　好書大展
品嘗好書　冠群可期

道家氣功健康法

陸　明 選輯

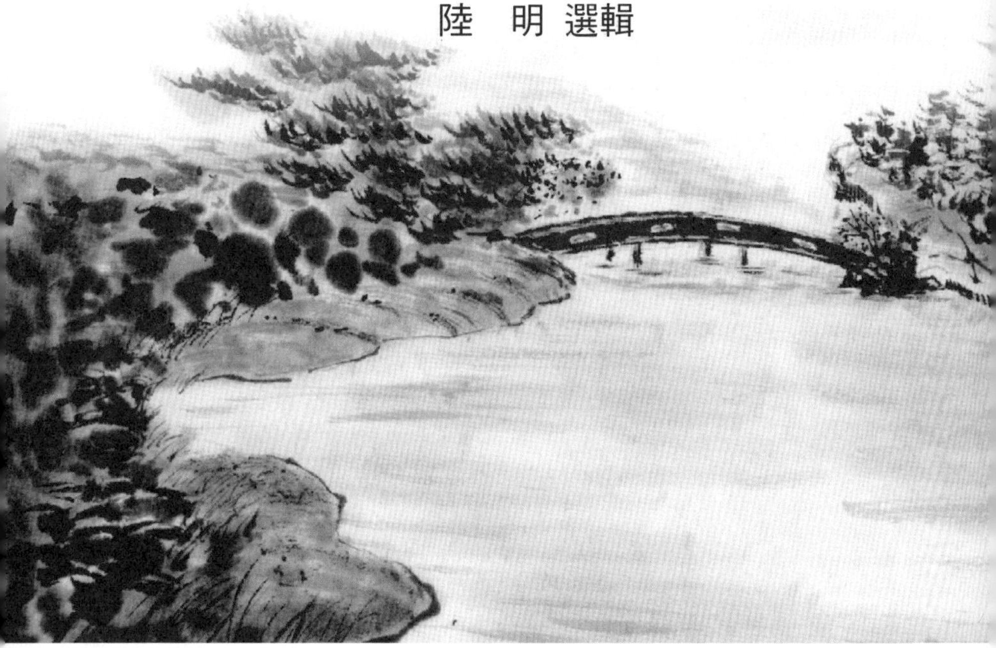

品冠文化出版社

序言

平常我們對於「元氣」一詞總是毫不在意地使用，然而所謂「元氣」到底是什麼樣的狀態呢？其實「元氣」是中國「氣醫學」中的用詞，是指「原來之氣完美無缺」之意。換言之，是精氣飽滿的狀態。有一句話說：「那個人看起來很年輕。」是指那個人比其實際年齡更有元氣、朝氣的狀態。所以，「原來之氣飽滿無缺」亦可說就是「年輕的氣息」

例如，嬰兒、幼童便是最淺顯的例子。當我們仔細觀察嬰兒或幼童的行動，會發現她們的運動量很大，但是卻不知疲憊。不過，在成長期間這股元氣會繼續存在，但是一旦過了成長期，元氣就會逐漸消退。老化現象逐漸呈現之初，亦即元氣潰損的開端。

人在這時候多半認為這是上了年紀的自然現象。可是，殊不知人在青年期、中年期即使進入老年期也可能保有像嬰兒或幼童時期那樣的元氣。人的元氣是可能失而復得的。

這亦可說是「氣醫學」的獨妙之處。「氣」，是一種無影無形而對生物有極大作用的自然能量。它會結合大氣中蘊含空氣與水分的氧氣，對生物產生某種程度的作用，因此，有人乾脆說它就是氧氣。

事實上，它並不是現在的科學能力所能測定出來的。然而，就因為以現代科學的尺度無法測定而否定「氣的作用」，這是不對的。相反地，有關「氣的存在」目前正因此而逐漸受到矚目。

而且，應用「氣的作用」的健康法確實在健康的增進和疾病的治療上得到卓著功效的事實，更是「氣的存在」的最佳明證。

中醫學認為「氣」和「血」同樣地在體內循環。所謂的「氣為血之先導，血為氣之母」，氣和血關係非常密切。

當體內的「氣」通暢無阻時，肉體就能保持活力。如果「氣」在某個部位停滯或「氣」本身受到污染時（稱為邪氣），會使肉體疲倦而產生疾病。既然如此，就讓「氣」依自己的需要循環體內。碰到阻礙不暢之處，則聚集「氣」給予打通即可。如此一來，當然可以永保健康，而其開端就是練習導引術。

導引術中最重視的是「氣」和「血」的關係。

「氣」的管道和血液在血管內流通，荷爾蒙循環體內的通道不同，只要集中意識就能使「氣」的循環變得活潑。氣的循環經路和灸或按摩術的「經絡」是一樣的。

現代的科學凡事講究分析解剖，因此在有關「氣的作用」的認定，往往掉入「找不出其分子結構所以其並不存在」的理論窠臼中。另一方面在「氣醫學」中認為「氣」的有機性作用才是重點，只要知道氣的作用，其分析構造並不足為意。

在西方醫學中將疲勞素做各種化學分析而認為只要服用、注射維他命營養素或利用藥物刺激就可促進疲勞素的排泄。然而其效果多半是暫時性的，長久下去，不是所使用的藥物必須逐漸加量，就是會出現副作用。

各式各樣的研究不斷地在探查疲勞素的化學結構，然而若無法將疲勞素儘速地排出體外，對人體健康的保持將毫無意義可言。相反地，即使不明白疲勞素是何物，但只要能順利地將其排出體外，如此便能使人恢復元氣。

人的身體本來就具有能將邪氣自然排出體外的機能。例如，肺呼吸、皮膚呼吸、出汗、大小便等都是人體的自然排泄作用。不過，身體的機能一衰弱，這些排泄作用就無法順暢地進行或汙穢之氣即蓄積到肌肉、關節等身體各處。如此一來，人就陷入容易疲勞或無法消除疲勞的狀態中。

「氣功健康法」就是要利用氣與呼吸排除積聚在肌肉或關節等處的穢氣排除；促進已經衰弱的排泄作用恢復強壯，這些效果，快的人一學馬上見效。

本書是中國秘藏的一種氣功術——「氣功健康法」，是可以讓各位找回健康和使身體活性化不可或缺的寶典。在此謹披露自己的氣功術以饗大眾，希望大家學習有成而每天過得有意義，享受健康活潑的生活。

目錄

第四章　神奇的酒浴、腰浴效果

第一章　神秘的健康法

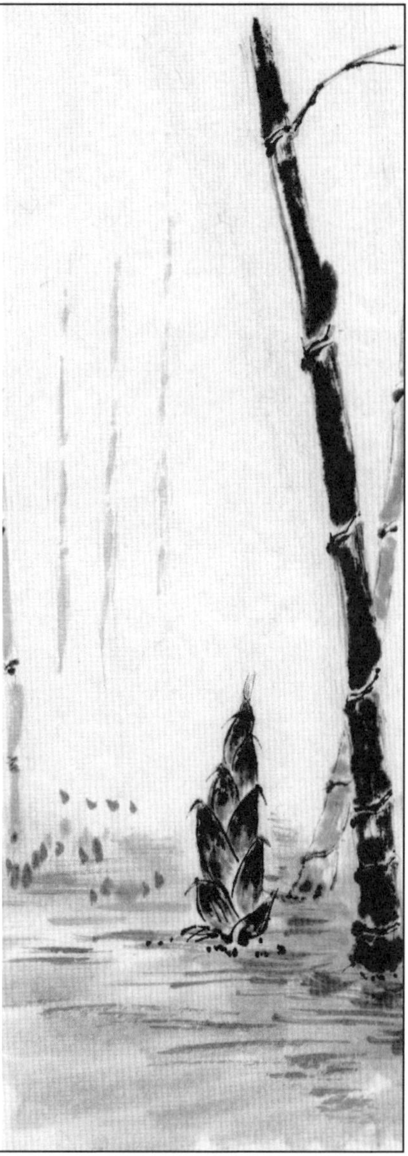

一、有關道家與氣功術

氣功是柔軟性的全身運動

目前在社會中蔚成風潮的「氣功」是承自中國太古，歷秦、漢、隋、唐而發展至今的健康法。

其主流的代表是以老子為首的道家，以及儒家、佛家乃至於明朝時代的學者李時珍等，累積數千年無數人的養生、長壽、健身、防病、治病的各種經驗和體驗所綜合出來的。

道家氣功術（養生長壽術）的專家對「氣功」曾作如下的闡述：

其特徵是以「調息、調氣、調心」為主的身心修練法。

但是，根據其行法的不同衍生出各種流派，例如，導引、吐納、禪定、存想、周天等，不但名稱互異，行法亦是巧妙各有不同。直到一九五七年有關單位出面整合這種千流百家的局面，將道家的養生長壽術統一命名為「氣功」。

在氣功的發展史上，中國的道家，尤其是掘起於元代之後的全真派，更是扮演了重要的角色。

全真派後來又一分為二。其中之一的華山派是以追求「養生長壽術」為宗旨。數千年來此種以追求養生、長壽為目地的所謂「養生長壽術」則成為華山派內部的秘傳而傳承下來。其基本理論是要藉由氣的調和而讓人體內的經絡、氣血、津液活性化，並經由下丹田的鍛鍊從而刺激荷爾蒙的分泌，以至順暢身體其他各部內分泌腺的新陳代謝。

「養生長壽術」是一種柔軟性的全身運動，旨在藉由驅動自身的身體與意識的調整以順暢體內所滯塞之「穢氣」，並藉此溫和地治療疾病和維護健康。

您也可以返老還童

在此以最簡易的方式將「養生長壽術」的特色整理如後：

三要點：

①調身……身體的調節。

②調心……意識的調節。

③調息……呼吸的調節。

施行五動作：

①分散。②按壓、壓迫。③按摩。④抑制、覆蓋。⑤包藏、掬取。

根據上述的三要點、五動作的要領以調節下丹田（中醫是指腎臟，西醫的觀點則是指腦下垂體——性腺——荷爾蒙內分泌系統），而達到返老還童的效果。

這種施行法已經行之有千年的歷史，其效應亦獲得現今醫學的證明，特別對由於性機能衰退或內分泌失調所造成的男女性機能障礙（陽痿、早洩、冷感症、發育不全……）、高血壓、更年期障礙、自律神經失調、神經衰弱、婦女疾病（生理不順、冷感症、慢性卵管炎……）、肥胖、前列腺（攝護腺）腫大、肩膀酸痛或各種疑難雜症的治療有顯著的效果。

同時這種「運動」並不需要多大的運動量，具易學且練習時不受場地的限制優點。例如，只要在早上撥出三～五分鐘或在晚上有五～十分鐘的練習，持續實行數日後效果立即顯現。

自從一九八二年、華山派第十九代掌門首次公開此功法之後，數百萬人爭相效學，一時之間養生長壽術就如一股洪流般地在世界各地掀起了風潮。

二、有關道家與導引術

輕易地排出邪穢之氣

人在尚為野生動物之初，並不像現代這樣會有各種疾病，幾乎都是壽盡命終，沒有因病而死亡的狀況。可是，經過了漫長的歲月，人類在不知不覺中也演變到可以用兩條腿直立生活。然而身體卻與四足行走時完全無異，於是產生了不需使用的肌肉和造成負擔過分集中的部位。

結果導致身體失調而造成疾病的原因。所以，古代的中國人認為只要治癒身體的失調即不會感染疾病，同時也可治癒疾病。

何以身體會因為失調而產生疾病呢？

空氣中瀰漫著「氣」（生命的泉源）。人就是吸收這些氣輸送到血液中，再由血液輸送到身體各處以確保身體健康。但是，當身體產生不適，血液的輸送會在身體的末端停滯，停滯的血會污濁，因此產生了疾病。

充滿「氣」的血，我們稱為「氣血」。另外，混濁的血稱為「瘀血」，而瘀血凝聚的狀態則是「蓄積邪氣」。換言之，導引術是使氣血流暢，以促進邪氣的排泄，使人體返回如野生時代的自然狀態。

導引術既然能使氣血回復活力，亦即使身體回春，自然能治癒各種疾病。而且導引術的卓越處是在不需假借外力亦可自己獨立練習。同時，除去身上的邪氣後就可享受人生。

將導引術付諸實踐當然不再有疾病，也不會有任何心靈的煩惱，每天的生活充滿樂趣，永遠保持健康、年輕，必可完成天壽。

在中國全真教也是傳授道家教義的宗教之一，而全真教又分為龍門派與華山派，導引術是屬於龍門派，氣功術（養生長壽術）則屬於華山派。

不少女性判若兩人般地回復年輕、變得美麗而過著幸福的人生。同時，也知道有許多老後毫無煩惱，逍遙自在過活的男性。那都是在進入道家之門以前，獨自肩負著疾病與內心煩惱的人，已經找到了真實的生活方式。

因此，為了讓各位認識導引術是多麼神奇的健康法、治療法、返老回春法，茲將其特性整理如下：

①對於現代醫學難以治療的身體不適、慢性病具有療效外，還可使人返老回春變得更健康。

②具有即效性，越早練習越早得到效果。有不少人在練習的當天即得到明確的效果，慢性病也能在極短的時間內治癒。

③原則上對藥品、食物並不限制。因此，沒有任何危險的副作用。

④不需要特別的準備或訓練，任何人從即日起就可在自宅每天練習。

⑤不僅可增進健康，同時因症狀別有適切的對應行法。因此，可以治療任何疾病。

回復原有的體力

所謂導引術是藉由身體的某種動作，排出體中的「邪氣」並吸收外界的新鮮「氣」，同時讓體內的「氣」流恢復正常，藉以治療或預防疾病。其目的是基於「氣」流的立場讓人體順從宇宙的自然。如此一來，人即可避免各種疾病的感染。

對於希望他人聽一番話而相信可以治癒疾病的事實，並不太有意義。因為，導引術必須藉由自我的實踐才能知其所以然。

更進一步地說，治療疾病只不過是導引術的功能的部分而已，不身體力行的人也許無法真正理解其真髓。

習慣了西洋醫學的我們，很輕易地就會連想到染有疾病只要治癒就沒事了。但是，導引術的目標並不是單純地治療或預防疾病，其目標在於擁有一個不拘泥於任何事物的生存方式。

譬如，利用導引術可消除肩膀的堅硬，也可治療內心的封閉。這是一個事實，然而，事實上要消除內心的封閉本來就必須實行除去肩膀堅硬的行法。如果有人說

「我的肩膀發硬，內心卻不頑固」不妨試著做消除肩膀堅硬的行法。

為了方便起見，我們把導引術以現代的用語稱為健康法。不過，這並非正確的表現。因為實行導引術的行法，是為了學習追求不拘泥於任何事物的自己的哲學。身體力行行法時，體內的氣流會和身體合而為一。如此一來，身體本來具有的自然治癒力就能發揮作用，不但可自然的治癒疾病，也可預防。

在此反覆強調的是，治癒疾病只是一個過程，是導引術中屬於低次元的一環。

我們暫且將導引術的目標訂在使體內的「氣」流完全順從自然（稱為小周天）。藉此再把目標朝向建立不受任何事物拘泥的自己，並創造不為自我所限制的自己。各式各樣的行法追根究底，只不過是為了達到這個目地所活用的手段。

疾病是由氣所決定

那麼，所謂「氣」到底是什麼？

在此簡單地把它當作空氣吧。人或動物若缺乏空氣三分鐘則斷氣，可見空氣的重要。現在科學教導我們，呼吸所真正需要的是氧氣。輸送到肺部的氧氣和血液的血紅素結合後，再排泄出碳酸氣。

所以，有些人即斷然地認定所謂氣就是空氣，並且由於氧氣對人體的重要性而將氣解釋為氧氣。

但是，氣就是氣，希望各位不要把它限定為氧氣或其他的氣體。所謂氣是空氣的氣、大氣的氣，同時也是想像自然或宇宙的觀念。當然，若要把話題深入到觀念的問題，在說明的程序上也許尚早。所以，請各位暫且把它當做空氣的氣。這個想法並沒有錯誤。非但沒有錯誤而且是導引術的基本觀念。

所謂「氣」是可飄浮、滯留、流通的具體物體。宇宙間的空氣有時清澈、有時混濁，有時溫暖、有時冰冷，有時化為暴風怒吼、有時則又悄然無聲。氣這個物體是瞬息萬變的。

那麼，進入我們體內的氣又如何呢？以我們人體而言，問題在於氣是否暢行無阻或在某處積滯。當氣流停滯時，該處就產生疾病並開始老化。

有一天，一名老人到我這裡來拜訪，對方說：「以前實行過各式各樣的健康法，但是，腳和腰隨著年齡的增長總覺得酸軟無力。我想回復到從前的身強力壯，不知可否收我當學生？」這位老先生不愧對自己的健康維護不遺餘力，以七十七歲的高齡而言，外表看起來的確是身強力壯。

一般而言，不論那一種健康法，若和自己的體質相配，只要持之以恆，多半會和這位老先生一樣看起來氣色良好、肌膚紅嫩光澤、沒有任何病痛的樣子。

但是，這些人所共通的是，和一般人一樣隨著年齡的增長，腳力會漸漸衰弱。同時，雖然當事者並無所覺，手的動作也漸漸失去活力。仔細觀察他們會發覺他們臉上的顏色和手腳的顏色完全不同。

這是氣流不暢，污濁的氣滯留在體內的緣故。導引術稱這些污濁的氣為邪氣。這些邪氣是老化與萬病的根源。

從一般常患的肩酸到全身麻痺、神經痛、中風或白內障、青光眼、胃潰瘍、頭痛、耳鳴、心悸等疑難雜症，疾病的原因只有一個，那就是邪氣充斥在體內，產生硬塊或疲倦，而阻礙了正常的氣流。

這位老先生藉著某種健康法使外觀上顯得健壯，然而不知如何排除滯留於體內邪氣的方法，隨著年齡的增長，足腰還是漸漸地老化。

這些邪氣是因何而產生的呢?是應該活動的地方沒有活動的關係,最明顯的例子是腳趾。在日常的生活中,手指有許多活動的機會,但是,除非腳趾主動地活動,否則鮮少有機會活動。但是,腳趾本來和手指一樣可自由地活動。

仔細觀察猴子就可明白這個道理。人由於用兩腳步行,手腳的機能各有作用,造成腳趾沒有用武之地。

因此,雖然步行必須頻繁地使用腳。但老化由腳部開始已經變成了常識。那是因為本來應該運動的腳趾,在生活中幾乎沒有使用,而造成腳的氣流混亂。

事實上腳部的衰弱,不僅連帶著腰部的衰弱,也會造成內臟的衰弱。

當然,這位老先生雖然實行各種所謂的健康法,然而因不知道如何除去滯留於體內的邪氣,所以只有外觀上顯得強壯,並非真正地擁有健康的身體。

那麼,該怎麼辦?方法非常簡單,只要將滯留的氣恢復正常的流暢,將污穢的氣排出體外,讓體內吸收清淨的氣即可。

如此一來,不但可治療疾病,還可回復因老化所造成的衰弱,這樣才可真正擁有健康。而能讓人達到這個境界的只有導引術——氣功。

第二章　促進全身活性化

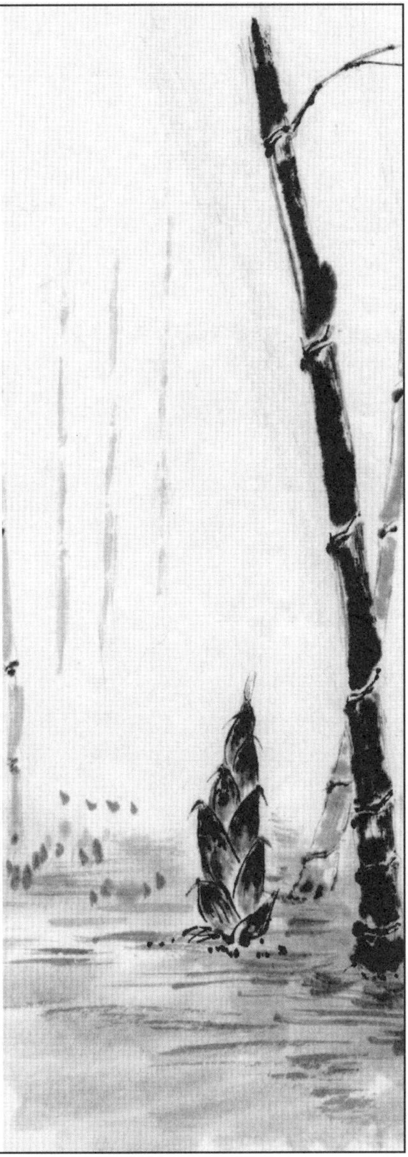

一、讓身心青春永駐的氣功術

氣功術可以說是由擁有三千多年歷史的中國醫學和醫療體操所蘊育出來的健康法。同時，中國的武術（拳法或太極拳等）高手，其修練中莫不以此氣功術做為其呼吸法、健康法。無庸置疑地，武術是一種自我防衛的方法。武術家必須隨時使自己的身體保持在最完善的狀態。

氣功術則是這些武術家眼中最上乘的健康法。自古以來，中國人就認為「人體本身亦渴望著活動」、「運動可以消化食物、拒絕疾病」。早在古書《五禽戲》中就記載著人只要行像虎、鹿、熊、猿、鳥等的自然動作必能永保健康。

基於這種想法，人為了預防、治療疾病而創出太極拳等各種健康法。其中氣功術的特點是比任何一種健康法更能讓人體獲得充實的氣力，是最完美的健康法。不過，武術家們之所以對其情有獨鍾，還是因為它能讓人充滿「必勝」的氣力。

以下，介紹一套簡易的氣功術：

1. 面帶微笑

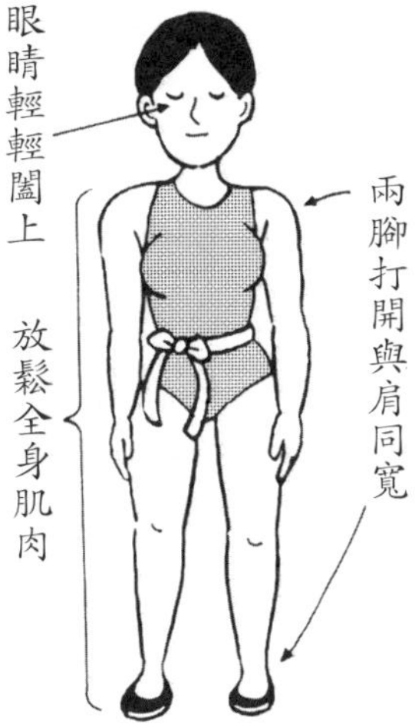
眼睛輕輕闔上
放鬆全身肌肉
兩腳打開與肩同寬

腦海中出現自我優雅的立姿並面帶微笑

【做法】人體直立，兩腳張開與肩同寬。手腕置於身體兩側、兩手自然下垂、放鬆全身肌肉。眼睛輕輕闔上，去除一切雜念。不要想任何事物地進入沉靜的境界。一段時間之後，開始在腦海中描繪自己優美的形體，臉上露出微笑。

進行一～二分鐘。

【功效】具有使身心常保軟性的效果。

2. 深呼吸

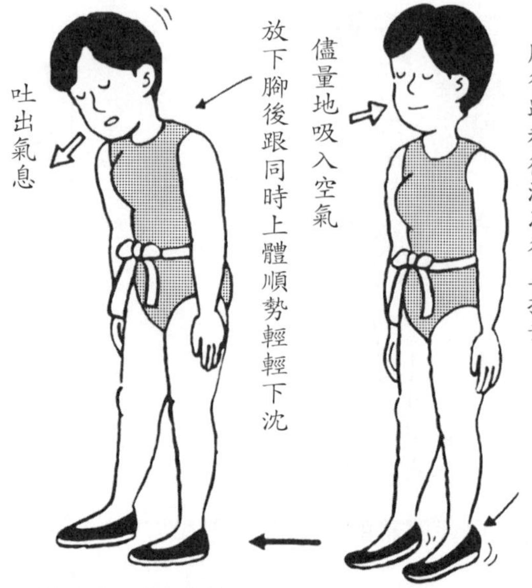
腳後跟稍微漸次往上提升

先將呼吸調整至勻稱，然後順著深深吸氣的同時將腳後跟微微地提升。

吐氣時，緩緩放下腳後跟同時讓上體輕輕下沈。

【做法】先調整呼吸至勻順。接著深呼吸，儘量將空氣吸進體內後，再呼出體外。吸氣時要讓胸部、腹部充分地擴張，同時順勢微微提起腳跟。然後將滯留在肺部、胃部中的穢氣由口呼出，滯留在腸內的濁氣則由肛門自然排出。

反覆做八次。

【功效】具有打通滯塞氣血、排散濁穢邪氣的效果。

3. 振動全身

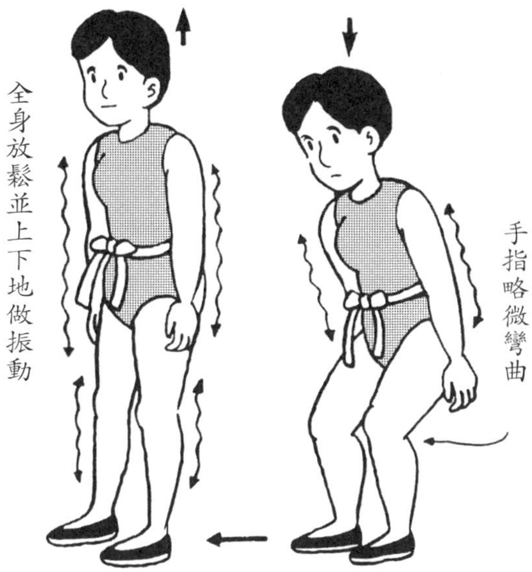

全身放鬆並上下做振動

【做法】採直立的姿勢後放鬆全身。兩手腕自然下垂，手指略微彎曲。兩腳打開與肩同寬，並讓膝蓋稍微彎曲。然後，讓兩腳的膝蓋反覆地屈伸，人體則隨之如彈簧般上下振動。讓身體振動約一分鐘。最理想狀況是一分鐘大約振動一六四次。

【功效】具有促進內臟運動與提高性機能的效果。

4. 左右轉動肩膀

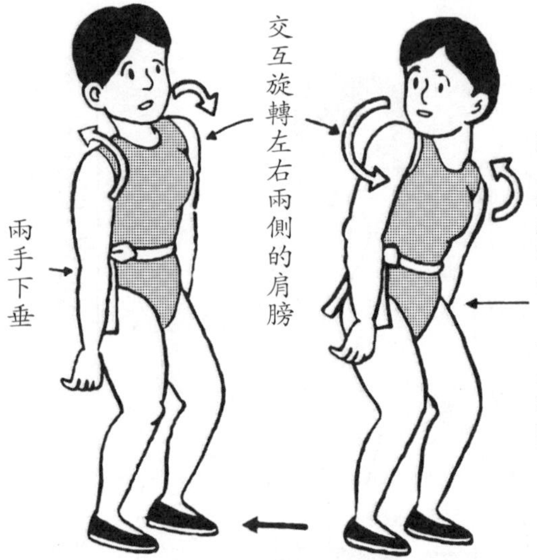
交互旋轉左右兩側的肩膀
膝蓋稍微彎曲，全身放鬆
兩手下垂

膝蓋稍微彎曲，右肩如畫圓弧似地旋轉，接著換左肩依同樣要領旋轉

【做法】三的動作完了後，重新調整姿勢，人站立、兩腳的距離與肩同寬。膝蓋稍微彎曲、全身放鬆、嘴巴自然微開、兩手下垂。

接著，讓兩肩骨處交互旋轉。右肩先做然後左肩，轉動的方向是依前、上、後、下的方向像在描畫圓形的樣子轉動。左右兩肩很有韻律地交互運動，共做十六次。

【功效】具有消除肩背酸痛和強化內臟功能的效果。

二、讓五體充滿氣力的氣功術

中醫學認為「若能維持五臟六腑的機能及其均衡，疾病可治癒」。

不過，中醫學所指的五臟六腑和西洋醫學的解釋不同，除了指器官本身外還包括其機能。

所謂五臟是，肝、心、脾、肺、腎；六腑是，膽、小腸、胃、大腸、膀胱、三焦。而此五臟六腑既互為對稱又互補。

在這五臟六腑中提供生命能源「氣」的循環路線，稱做經絡。「氣」就是通過經絡的傳送而讓全身充滿著「力」。

因此，要擁有充實的氣力和體力或要治療疾病，就必須讓「氣」通過經絡傳至全身，以使各部位的器官能順暢地運作。

如果，呼吸沒有勻稱的規律、精神欠缺安定，「氣」便無法進入體內。

或是身體欠缺平衡時，「氣」則無法均等地傳至各部分的器官，結果亦會使人

內臟的位置

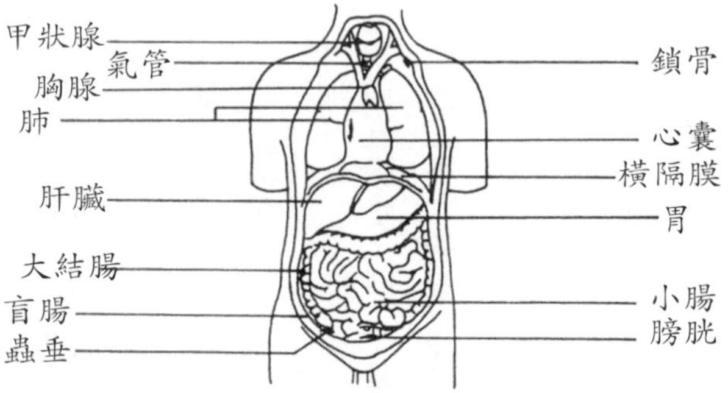

內臟的前部

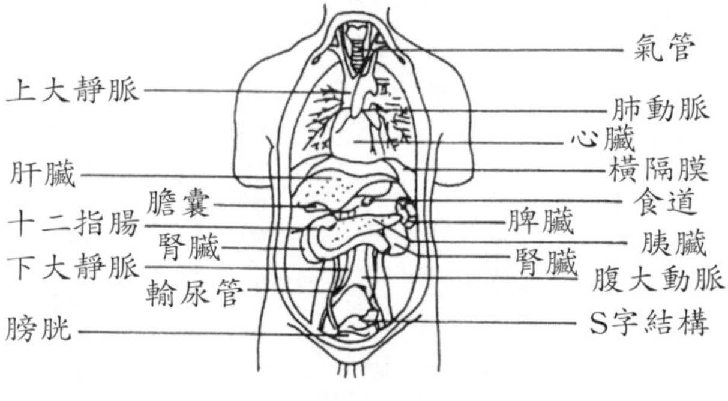

內臟的背部

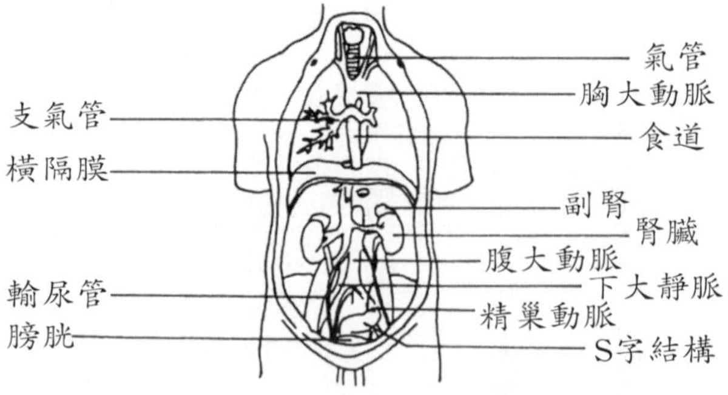

整體的活動出現失調的情形。

病人或沒有氣力的人，其身體某處一定有這些現象。換言之，其五臟六腑的機能和均衡性必定衰弱。影響所至是新陳代謝衰弱、體內污穢的毒素無法排出體外。

惟有五體充滿著「氣」，人體才能健康。而氣功法則是要吸取宇宙之氣以補五體之「氣」的健康法。

氣功法中有精神的安定、呼吸法和正確的姿勢，三要點。

以此三要點為輔，將宇宙之「氣」吸入體內，讓五體充滿生命之「氣」。

精神的安定是要將宇宙之氣吸入體內，讓體內蓄滿生命之氣的第一要件。

精神狀態不安定的人就像是一個有破洞的氣球，再怎麼也無法將「氣」蓄儲起來，而且一下子就疲憊不堪。

呼吸可安定精神，同時讓「氣」充分地傳至五臟六腑，使器官恢復元氣。

在此，介紹可以讓五臟六腑隨時充滿清新之氣的方法。請於每天起床後或就寢前施行鍛鍊必可收到功效。

肝臟

讓肩部病痛根源的肝臟恢復強壯

肝臟不健康時所產生的穢氣會聚集到背部，然後由背部的上方向兩肩的方向推進。肝臟不健康的人會發出類似羊肉腥臭味的臟臭。本氣功法有治療、預防肝炎、肝臟肥大等各種肝臟疾病的功效，也可消除臟臭。通常肝臟衰弱的人經常會有肩膀酸痛情形。本氣功法可以徹底根治病源，尤其適用於嗜愛杯中物者。

①盤坐的姿勢，兩手置於腿側手掌壓在床板上，然後將體內之氣由口吐出再由鼻孔吸入空氣，如此呼吸連續三次後略微休息一下。

②將右手往斜前方提起，同時彎曲手肘使手掌搭在左肩膀上。這時，手臂要緊貼在胸上。接著以同樣的方法將左手往斜前方提起，手肘彎曲手掌搭在右肩膀上。最後，左手手肘要緊貼在右手手肘的外側上。

③完成上述的姿勢後，接著由鼻腔徐徐地吸入空氣，同時兩手肘用力壓住胸腔，讓肩膀與背部緊繃起來。等到覺得快無法忍耐時，再由口將氣吐出並放鬆兩手肘讓肩膀與背部的緊繃得以紓解。如此反覆作九次。

消除肝臟穢氣法

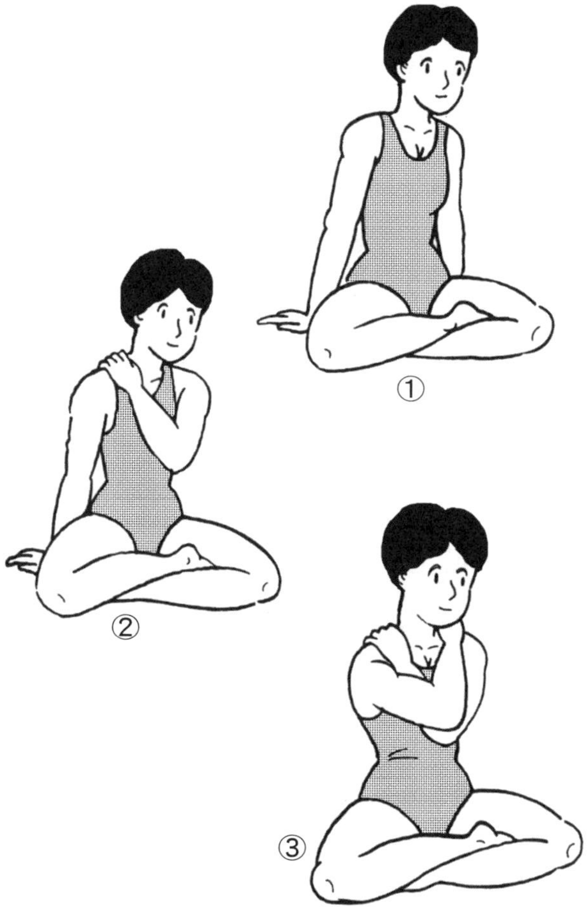

對慢性肝炎、血清肝炎、肝硬化、鬱血肝炎等
有效（最好配合與治療肩膀酸痛的氣功法）

心臟

心悸、喘不過氣時的「心臟服氣法」

在心悸、有窒息感時或覺得心臟有如受到重壓那樣的不舒服時，施行這個方法立刻見效。隨時施行就立即能暖和症狀恢復血色、消除不快感。心臟不健康的人會發出類似燒焦東西的臟臭。這個方法持續施行一、二個月後，臟臭自然消失。

通常心臟不健康的人，不是急性子就是日常的生活行動莽莽撞撞。不過要注意的是，這個方法雖然能夠緩和症狀，但是事後仍不可馬上急著活動。以為已經無大礙了而馬上活動身體，恐怕心悸或窒息感又會復發。結果會變成惡性循環。任何疾病的治療最要注意的是治癒前的階段。

①人成左側臥的姿勢，頭部墊枕。然後將體內的穢氣由口徐緩地吐出。

②接著閉住口腔，由鼻腔吸入新鮮空氣，同時靜靜地彎起左腳。

③等到無法再吸氣時，一邊使彎曲上來的左腳恢復原狀，一邊靜靜地吐氣。

這樣的動作共做三次。人要成左側臥的姿勢，因為心臟是在人體的左側。頭部的墊枕最好低一點，若沒有適當的枕墊，不使用亦可。

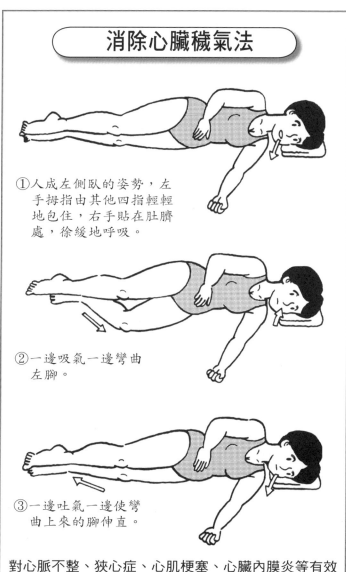

消除心臟穢氣法

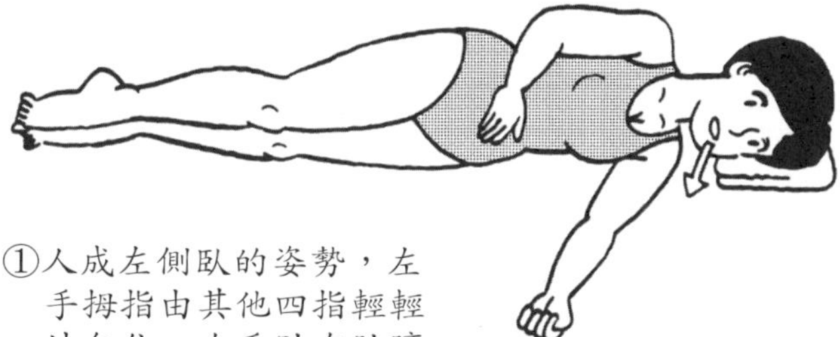

①人成左側臥的姿勢，左手拇指由其他四指輕輕地包住，右手貼在肚臍處，徐緩地呼吸。

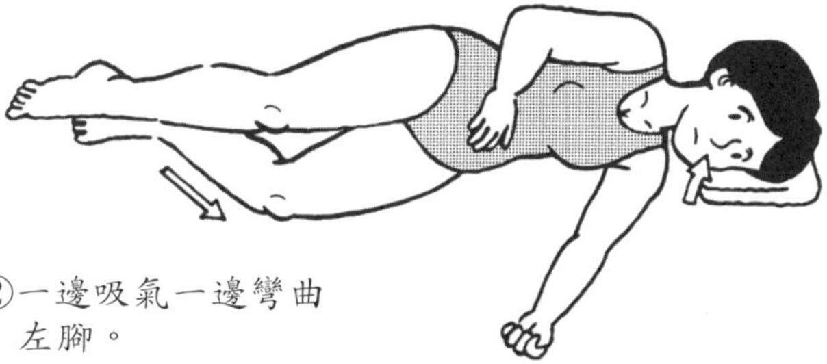

②一邊吸氣一邊彎曲左腳。

③一邊吐氣一邊使彎曲上來的腳伸直。

對心脈不整、狹心症、心肌梗塞、心臟內膜炎等有效

脾臟

消除脾臟邪氣的方法

脾臟若積聚著邪穢之氣時會怎麼樣呢？如果「脾氣」寫成「皮氣」，大家或許就明瞭脾臟的邪穢之氣會出現在接進皮膚的部位。例如，有些人一受到他人的讚美時，會用手擦摸頭部、後頸或用手捏捏鼻頭。因為當人的感情急劇地湧現時，體內的邪氣便會集中到頭部、頸部或鼻頭。不知不覺地會產生要觸摸該處的衝動。

脾臟不健康的人嘴唇的顏色泛黑，其周圍的膚色也不良。還會出現身體笨重、腹部有脹氣、小便不順、膝蓋下方疼痛等感覺。中醫學認為「脾臟是養育其他四臟之母」。因此脾臟是人體氣、血循環的中心。脾臟的功能一旦衰弱，其他臟器的氣血流通也會不順，而出現併發症狀。脾臟的鍛鍊法備受重視也正是這個緣故。

①採取跪坐的姿勢（參照附圖）。

②雙手往體後伸出，手掌貼在地板上。然後右腳往前方踢出，接著由口腔吐氣的同時將頭往後仰。

③收回右腳恢復原來的姿勢，接著伸出左腳再依前述的方法吐氣仰頭。左右交互做三次。

消除脾臟穢氣法

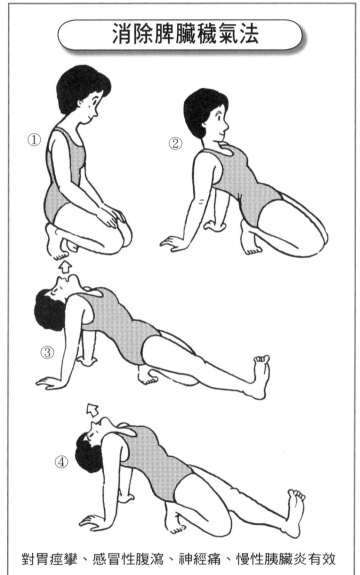

對胃痙攣、感冒性腹瀉、神經痛、慢性胰臟炎有效

肺臟

治療生理不順、生理痛、腰痛、肩痛的方法

對女性而言，生理無異是其健康的指標。生理週期失常是由於氣血不順，也是身體有異常的預兆。有這種情形必須儘早就醫。生理一失常就會出現各種副作用，所以請先試行本章所介紹的治療血脈結滯的方法，再併用可以促進大腸之氣的方法。只要子宮周圍的氣血循環順暢，腰痛或肩痛等副作用就會逐漸治癒。

進行這種提升肺氣的方法時，最好選擇天氣晴朗的上午在空氣澄清的場所。

①採取坐姿，兩腳往前伸出，接著將體內的穢氣徐徐地由口吐出，同時順勢將雙手往前伸出。

②吐氣完畢後接著由鼻腔緩緩吸入空氣，同時順勢將雙手收回兩腋旁。等無法再持續吸氣時再依①的要領吐氣伸手。

這個方法反覆做三次。其施行重點是要儘量做得徐緩。配合按腹的方法每天做一次，持續做一星期後生理週期應該會恢復正常，而且不會再有生理痛之類的病痛。不過，這個方法並不適用於生理期間。

消除肺臟穢氣法

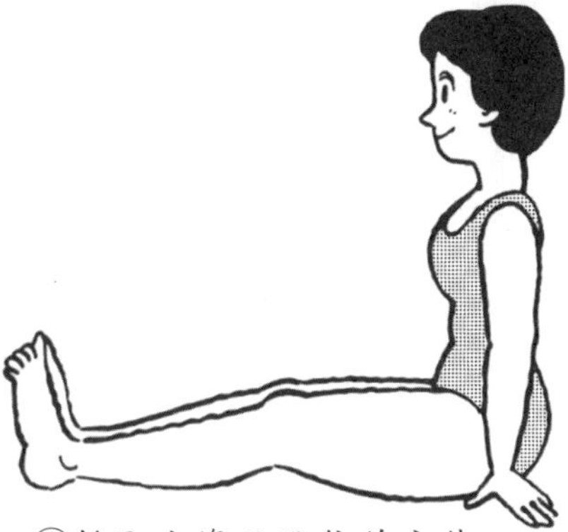

①採取坐姿兩腳往前方伸出，由口徐徐地吐出穢氣同時兩手往前伸出。

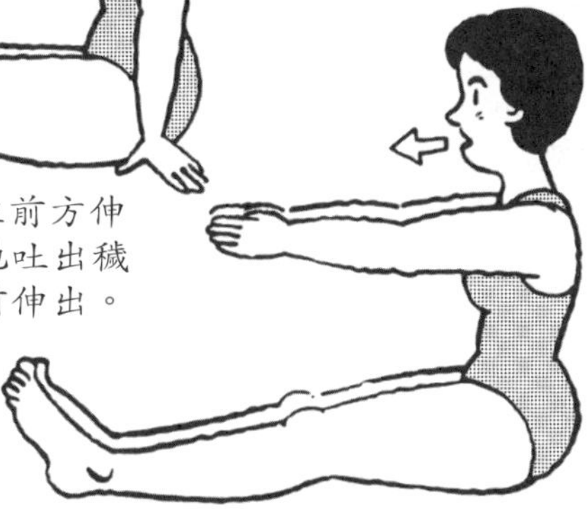

②由鼻腔緩緩吸入空氣，同時將雙手收回置於腋下。持續到無法繼續吸氣時再重複吐氣伸手的動作。

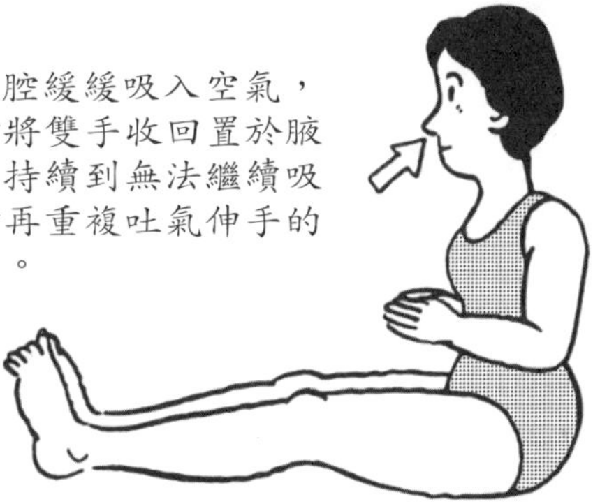

有治療肺氣腫、氣喘、甲狀腺機能亢進的效果。

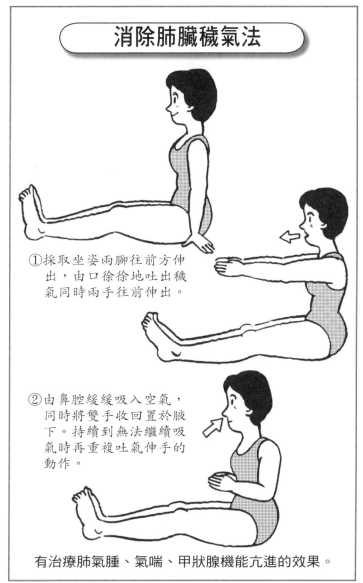

腎臟　恢復「幹勁」的方法

有人說「氣在腎間」。可見「氣」與腎具有密切的因果關係。腎機能衰弱額頭與鼻頭會變得容易出汗。不過，在這階段團體健康檢查中的尿液檢查是看不出什麼端倪的。即使尿液檢查的結果完全健康，但是卻有容易發汗、沒有幹勁、性能力減弱的現象時，最好開始施行這個方法。

自古以來「腎虛」就被當做是性無能的代名詞，但是，現在被解釋做「沒有幹勁」的意思。「幹勁」一詞不但指性能力，而且也包括工作的耐力和挑戰精神。如果腎氣不能隨時確保順暢的人，其人生將暗淡無光。

①採端坐的姿勢（坐時兩腿不相互盤疊）。

②兩手手掌相互摩擦至溫暖，然後用這樣的手掌貼在背部兩側的腎臟處，依上下的方向反覆摩擦十八下。

以上算是一次動作，全部總共要做三次，而且每天做二次。這是藉由摩擦腎臟以促進腎機能恢復正常的方法。因此，要用溫暖的手直接摩擦肌膚。

消除腎臟穢氣法

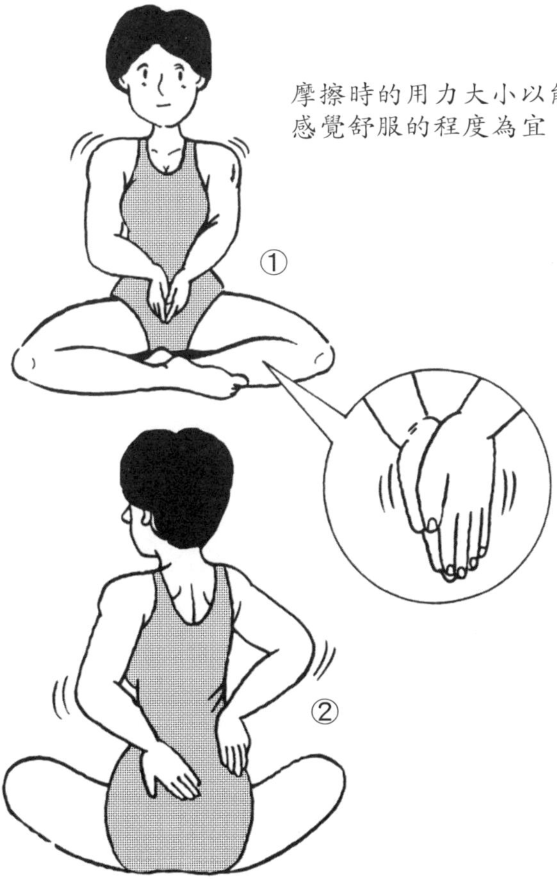
摩擦時的用力大小以能
感覺舒服的程度為宜。
①
②

對急慢性腎炎、腎硬化、尿毒症有效

膽囊

心情不穩定常嘆氣可用此法強化膽囊

所謂「膽大」、「有膽識」，都是其人的膽氣正順暢活潑的現象。

中醫認為膽是肝之腑，人之謀略都出自於此，其他臟腑皆仰賴膽囊做決斷。

有些人在工作時即使不是喉頭有瘀痰，卻有事沒事地喜歡「呼～」地嘆氣。就正是膽氣衰弱的現象。

好像正被人從後面追趕而心驚膽跳、胸中充滿著不安時，口中變得苦澀。這是因為膽的穢氣向上浮起，而積聚在喉頭處讓人有想要吐痰的感覺。以下是可以讓膽氣恢復正常的方法。

①採正坐的姿勢。

②兩手伸直手掌壓住地板。

③抬起頭部，將體內之氣由口吐出，同時腰部和背部用力讓身體自然挺出。

④氣一吐完就閉住口，接著開始吸氣、低下頭、放鬆腰部和背部，最後回到兩手依然壓住地板的姿勢。這個方法共做三～五次。

消除膽囊穢氣法

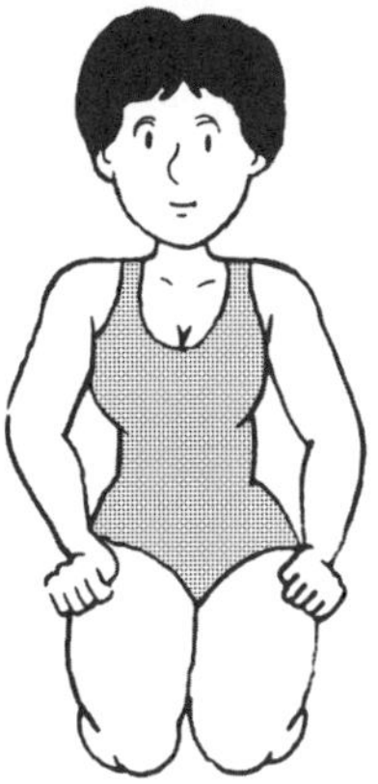

①正坐。

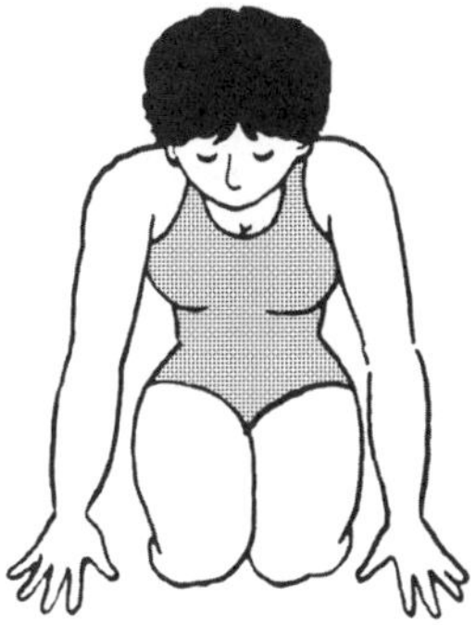

②手向前伸直手掌壓住地板。臀部要和腳跟貼在一起。

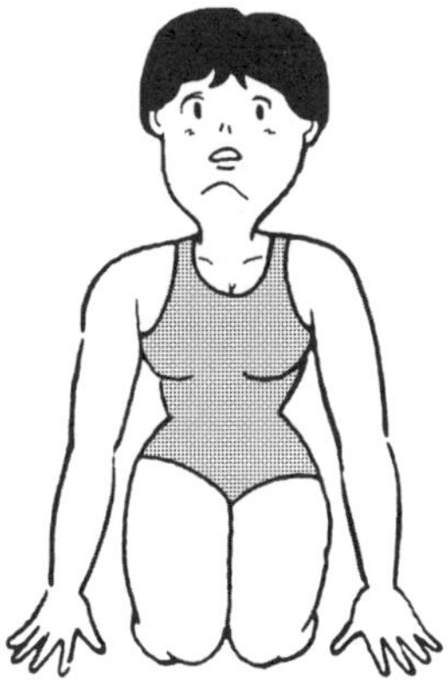

③吐氣的同時讓頭部仰起。

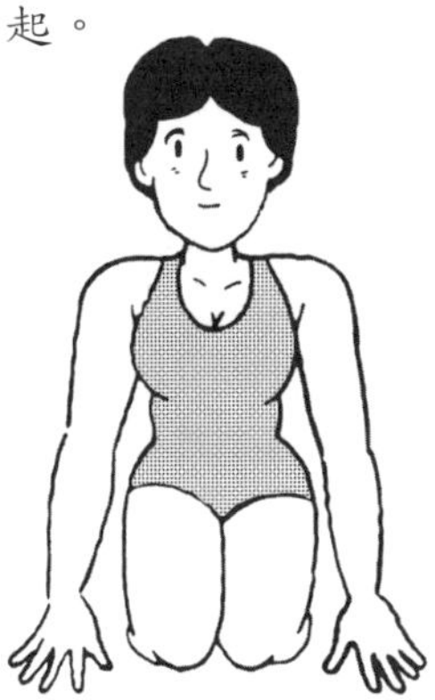

④呼氣的同時順勢恢復原來的狀態。

對膽結石、急性膽囊炎、胃腸炎、腎盂炎有效

小腸

對腹痛、腹瀉、虛弱體質有效的「手掌氣功」

小腸由十二指腸、空腸、迴腸等三個部分組成，經過胃部消化後的食物在小腸幾乎完全被吸收，其殘留物則輸送到大腸。當小腸的機能衰弱或出現氣血停滯時會出現痙攣性的腹痛或因食物吸收不良所造成的腹瀉等症狀。人會因無法得到體力而衰弱。要促進小腸的機能，可將手掌溫熱，將產生熱氣的手掌按住腹部，並徐緩地做自然的呼吸法。在《諸病源候論》中記載：「小腸象徵火，夏季變旺，手太陽是其經」，由此可見小腸是很容易利用手掌換氣的臟器。小腸之氣過盛時會造成「小腸過熱造成蠕動受阻」，相反地不足時會變成「寒氣滯留於小腸內……」。

所以，建議各位使用下列的方法：

①仰躺平臥，閉眼後——呼吸。

②雙手搓揉至溫熱，再把雙手疊放在丹田處。

③保持這樣的姿勢徐緩地呼吸二十～三十次。由鼻孔吸氣，由口吐氣，刻意注意呼吸時，自然會用力。因此，要放鬆全身力氣而採自然的呼吸。

去除小腸邪氣法

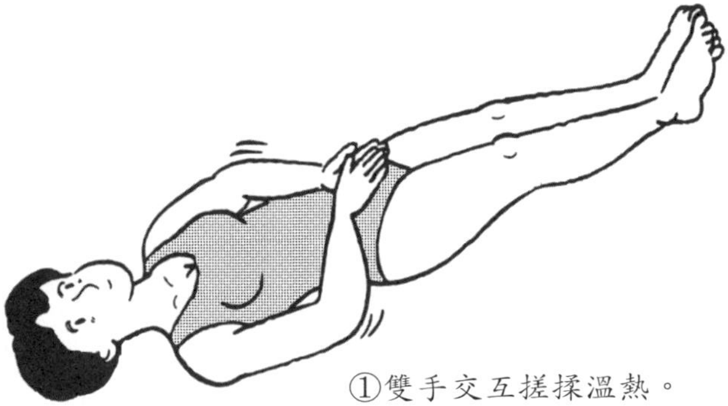

①雙手交互搓揉溫熱。

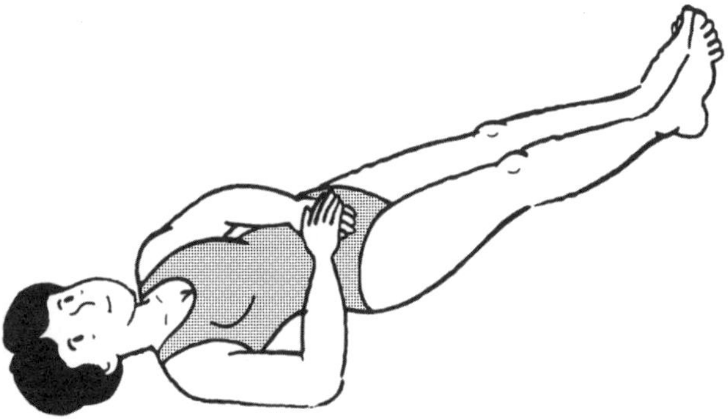

②溫熱的雙手疊放在肚臍下的丹田處。

慢性小腸炎、急性腸炎、寒冷症、腸結核等具有療效

胃

有效治療肚臍朝下的胃下垂、胃潰瘍行法

人因為用雙腳步行，胃部的負擔重於四腳步行的動物。由於身體採垂直方向行進，因此不僅是胃，整個內臟都呈現下垂的現象。只要看肚臍的位置，就可辨別是否胃下垂。胃下垂者的肚臍朝下。

以下介紹適合這種人的行法。練習的時間是空腹或食後二小時以上。一日進行二、三次行法，一個星期左右即可出現效果。

①採取盤坐的姿勢，雙手交疊放在胸下。

②頭部徐緩地往右轉時，由口吐氣，雙手掌重疊貼放在身體上的手臂往後方移動。這時，眼睛注視著斜上方。吐完氣後閉上嘴回復原狀。

③接著以同樣的方式將頭轉向左側。左右算做一次，進行三次。

這個行法的要領是轉動頭部時要儘量轉到後方。同時，注視斜上方時要睜開眼睛，使氣由眼睛進入。

另外，這個行法也可治療胃潰瘍。若和按腹併用效果更佳。

消除胃部邪氣法

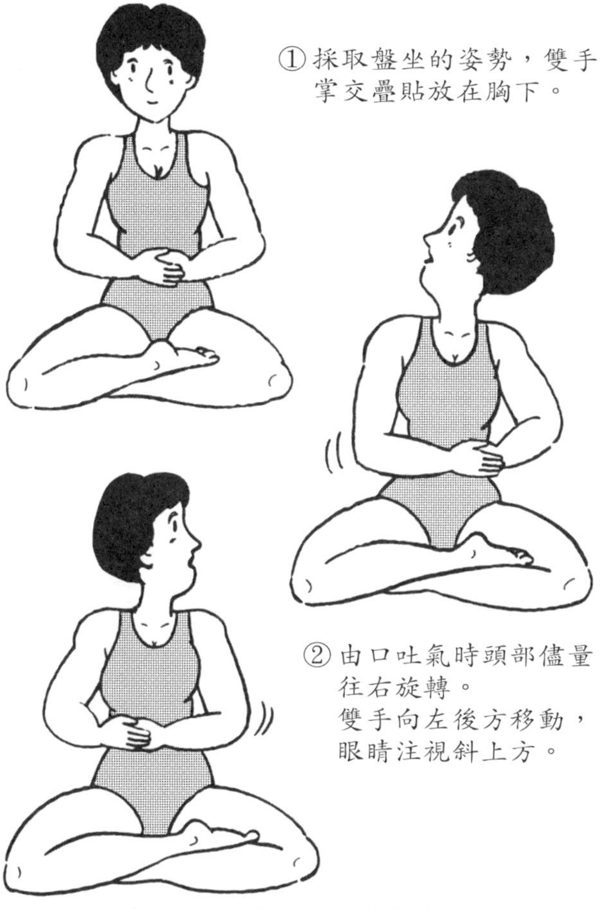

①採取盤坐的姿勢，雙手掌交疊貼放在胸下。

②由口吐氣時頭部儘量往右旋轉。
雙手向左後方移動，
眼睛注視斜上方。

③以同樣的方式將頭部轉向左方……。

急性胃炎、慢性胃炎、胃潰瘍等急性胃擴張極具療效

大腸

消除因便秘造成大腸邪氣的「按腹法」

「按腹法」也被認為是不老之法。大腸的邪氣多半是常年滯留在腸壁的宿便所造成的，也就是俗稱的便秘。

便秘要儘早治療，不過，一般很容易變成習慣性的便秘。因此，胃腸的機能常因此而衰弱。要讓體內的「氣」自然流暢地循環，關鍵在於能排泄出多少邪氣。

①仰躺而臥，豎起雙膝。

②用手掌輕輕按揉整個腹部二十～三十次。必須脫掉衣服用手直接接觸肌膚。

③雙手手指併攏，如附圖將腹部分成直向三等分、橫向三等分，由下往上依序按壓。這時，雙手離腹時要徐緩地吐氣。

用手按壓時若發現有堅硬的部分，那就是宿便滯留的位置。在該處按摩時會產生便意。早晚二次在空腹時進行按腹法時，立即可消除便秘。另外，盲腸或胃腸動過手術的人絕對不可做③的動作。

消除大腸邪氣法

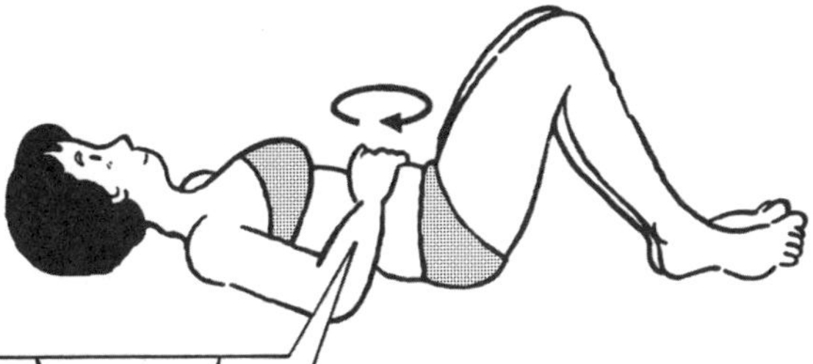

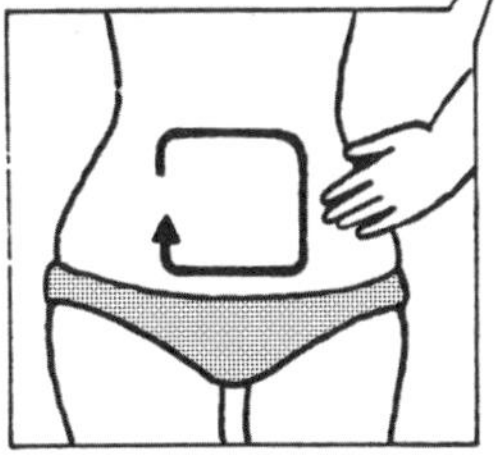

①仰躺而臥，豎立雙膝，用手掌在腹部輕揉20～30次。

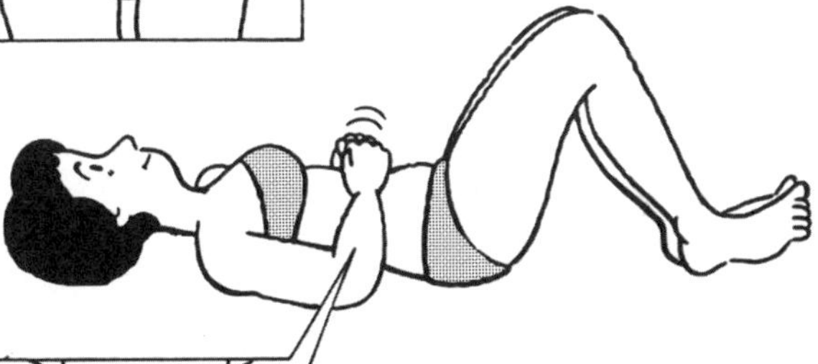

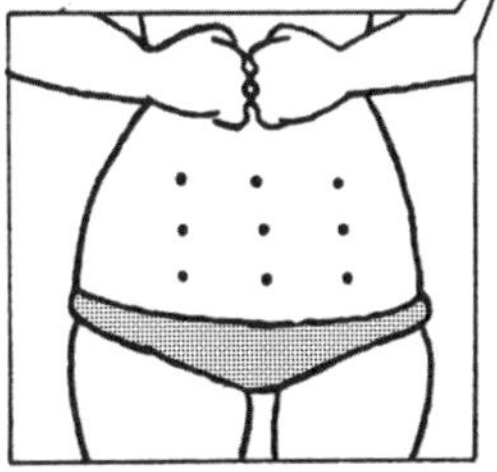

②雙手手指併攏，如左圖的位置由下往上按壓，碰到堅硬的部位則在該處按摩。

潰瘍性大腸炎、神經性腹瀉，中垂炎、腸重積症有療效

膀胱 治癒急、慢性膀胱炎法

如果強忍尿液到腹痛的程度，對身體會造成傷害，也會積壓邪氣。一般膀胱炎的發生以女性較多。這是因為女性尿道短、容易因生理污染、受黴菌感染；性生活太多時，染患膀胱炎的機率也會增加。治療膀胱炎有兩個行法。可採取仰臥或側臥，也可兩者併用。這兩種方式都具有相當好的即效性。若能一天做一百次以上，持續三～四天，不論是慢性或急性膀胱炎幾乎都可痊癒。

①仰躺而臥時，分開雙腿採取輕鬆的姿勢。

②用雙手摩擦至溫熱的手掌，直接按摩雙腿根部上方的膀胱系數次。

側身而臥時，必須採取最自然的姿勢。一般而言，側身躺臥時雙腳會同時彎曲或墊在下面的腳會呈現彎曲，這個姿勢會造成脊髓彎曲，效果不佳。

①將墊在下面的腳伸直，放在上面的腳則捲曲成「く」字型，下方的手臂撐住頭部，伸直上方的手臂，按摩上側的膀胱系。

②接著改變方向按摩另一側的膀胱系。男性亦適用同樣的方式。

消除膀胱邪氣法

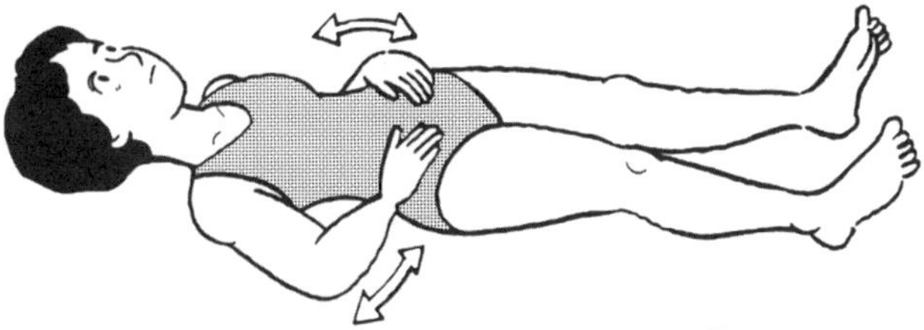

①採取仰躺而臥的輕鬆姿勢，用雙手搓揉至溫熱的手掌反覆數次摩擦兩側的膀胱系。

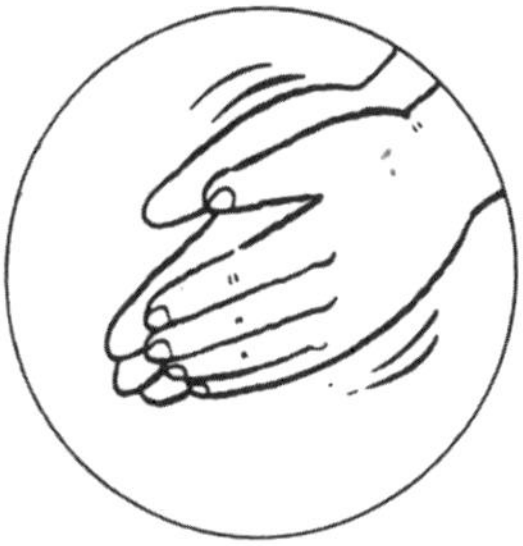

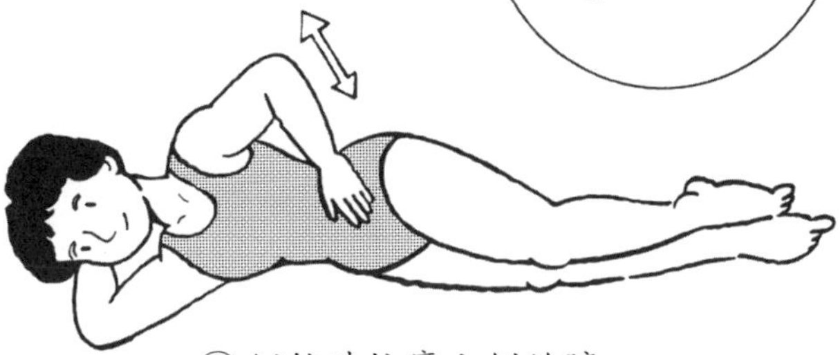

②側躺時按摩上側的膀胱系，改變方向再按摩另一方。

對膀胱炎、腎盂炎、膀胱結石、膀胱腫瘤有療效

三焦　使飲食管道暢通的方法

三焦是飲食的管道也是氣往來的通道。所謂三焦是指上焦、中焦、下焦（食道、胃腸的內管、尿道）。

《諸病源候論》說：「三焦之氣旺盛而過剩時，氣會脹而充斥皮膚內，攝取的食物無法固結，造成小便滯塞、排便難。三焦之氣不足時，會引寒氣入宿、頻尿、腹瀉、胸脹或無法消化食物，身體變虛應給予進補。」

由於三焦遍佈全身，因此，利用呼吸法再配合將身體前後顛倒的行法，即可讓氣血從腳尖流暢到頭頂，這是活動身體表裡的重要方法。

①挺直站立一呼吸。雙手插腰，右腳往前踏出。

②保持這樣的姿勢由口吐氣，上身輕輕往前傾，接著由鼻吸氣並恢復原狀。

③然後由口吐氣時，上身徐緩往後仰，由鼻吸氣時再恢復原狀。以上的動作合為一次，反覆三次。

④換腳同樣進行三次。

消除三焦邪氣法

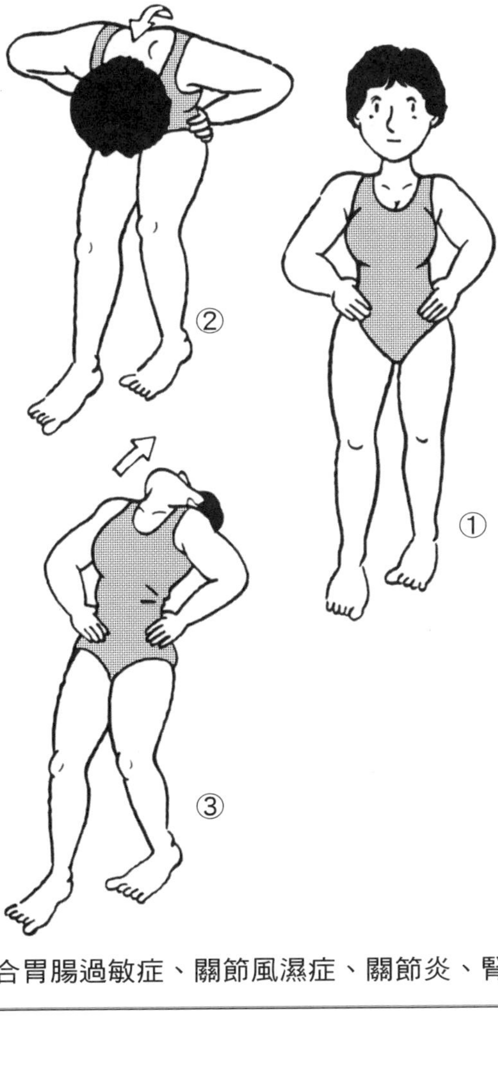

適合胃腸過敏症、關節風濕症、關節炎、腎硬化

三、治療慢性病的行法

治療視力減弱

據說到外國若看到戴著眼鏡，手上拿著照相機的旅客一定是日本人，由此可見日本人當中有許多視力不良者（台灣亦同）。

因此，近視等視覺上的障礙似乎不列入疾病的範圍，甚至有些人帶著深度眼鏡卻仍然揚言自己是身強體健者。但是，這實在太滑稽了。無法正常看景物的眼睛，怎麼可以說是健康呢？視力障礙中有近視、遠視、亂視、老花眼等，這些都是頸椎的副脫臼（鬆脫或形成凹凸等）所造成的疾病。

既然是疾病就要治療，不過，先介紹視力衰弱者所共通的保養法。

方法簡單，只要把臉孔泡在裝滿水的洗臉盆內並眨動眼睛，這就可以使視力回復並且能預防白內障、青光眼等眼疾。眼睛的洗淨法在早上洗臉和夜晚洗臉時各

治療視力衰弱法

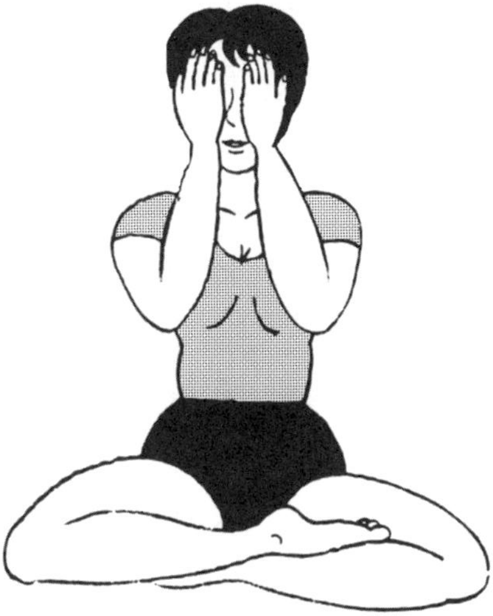

①將搓揉後的雙手輕輕貼在兩眼上。

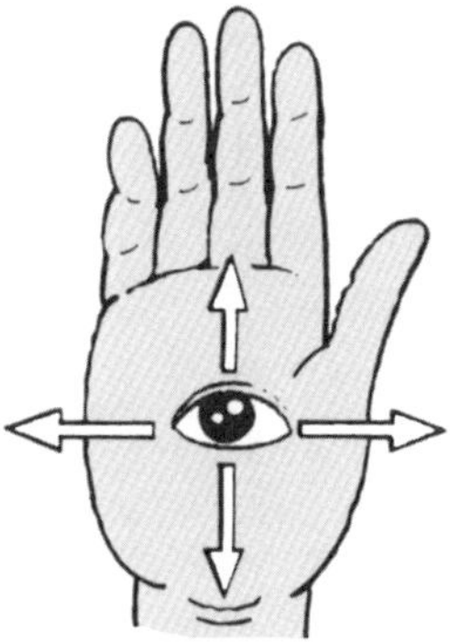

②將手掌貼在眼睛上，眼球由上下、左右、右左回轉各三次。行法時可閉上眼睛。

進行一次，外出回來時若能清洗眼睛更具效果。另外，渴望有效回復視力的人最好併用下列的眼睛行法。

①雙手先搓揉至手掌溫熱，再用手掌輕輕按在雙眼上，這時閉上眼睛，雙腳可任意擺放，也可坐在椅子上練習。

②保持手掌貼放在雙眼的狀態，眼球上下擺動三次、由左到右擺動三次，接著再由右到左擺動三次，以上的動作是一次的動作，至少要反覆三次。

這個行法在早、午、晚各做一次，剛開始練習時可能有眼睛充血、不停出現眼屎的症狀，其實那就是眼睛的邪氣。只要消除這些邪氣，就可恢復視力。練習以上的行法時，遠視、亂視約一星期，近視約二、三個月就能呈現顯著回復的徵兆。

治療過敏性鼻炎

所謂過敏性鼻炎是指吸進花粉或塵埃時，鼻腔會產生過敏反應而不停地流鼻水或打噴涕。屬於蓄膿症體質的人常有這些症狀。

在氣的醫學上蓄膿症和鼻炎並沒有太大的差別。

鼻子不好的人會有集中力不佳、工作不順遂的傾向。若利用下列方法即可除去瘀積在鼻內的膿，不但蓄膿症不必動手術，也可消除因過敏性鼻炎所造成的煩惱。

①用中指上下搓揉鼻梁兩側十八次左右，可促進排膿。

②按住左側的鼻孔，以右手手掌掬水將水吸進右鼻孔再由口吐出。將水吸進鼻孔時，如六十二頁圖的方式先吸一口氣後仰起頭來使水流進鼻內。

③依同樣的要領以左鼻孔進水再由口吐出。

這個方法左右各做三次，早晚各做一回。

在初期的二、三個月可能會有流鼻水、出膿的現象，不過，將鼻水、膿完全排出後，不但治癒了疾病，也會有一個非常端正的鼻梁。但是，以往從未清理過鼻孔的人，剛開始也許會感到極為痛苦。鼻梁彷佛是煙囪，在充滿煙煤的煙管中注水，理所當然會令人不快。不過，倒也有減輕這個痛苦的方法。

剛開始用溫水取代清水，以往黏著在鼻腔內的污垢即可輕易地使它溶化掉落。這些污垢可能會變成鼻水或結成塊狀的膿，而會不停地排泄出來。

治療過敏性鼻炎法

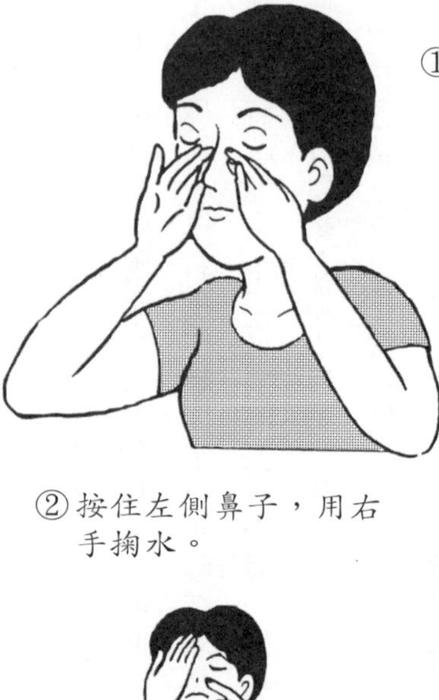

①搓揉鼻梁兩側，使鼻內的膿容易排出。

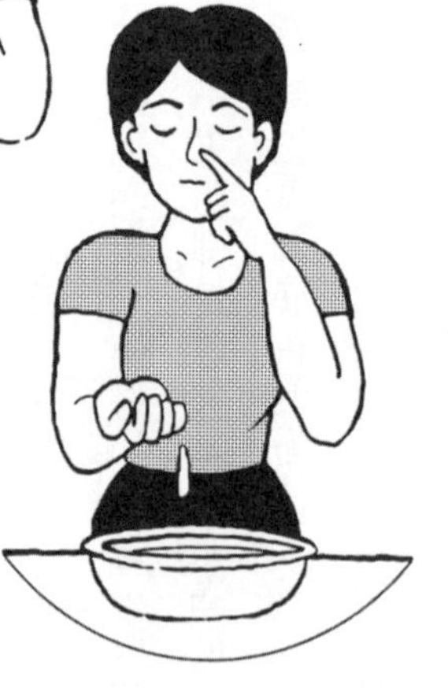

②按住左側鼻子，用右手掬水。

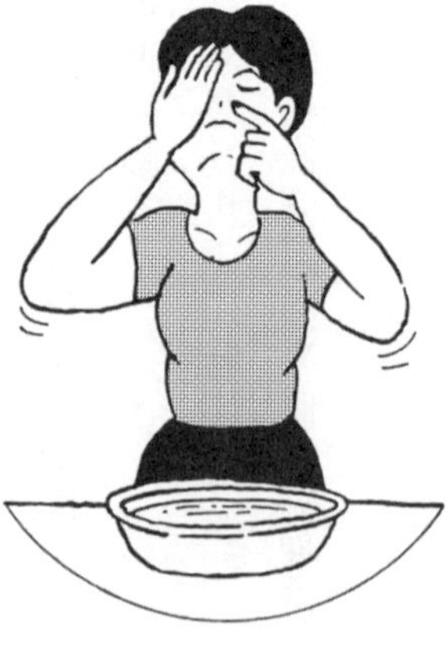

③吸水的同時仰起臉來使水流入鼻腔。

剛開始可能會有左鼻孔鼻塞或右鼻孔鼻塞、說話帶有鼻音等症狀。不過，過了一、二個星期，鼻腔即會覺得舒服。習慣之後，就可停用溫水而改用冷水清洗。

治療耳鳴

年齡一過五十歲，罹患耳鳴而苦惱的人不在少數。現代醫學認為其原因是淋巴腺的壓力失調或濾過性病毒的感染等。其實這是常期沒有清除耳內污垢的關係，也許有人會反駁說平常也清除耳垢也常洗滌外耳，何以說沒有清理耳朵呢？其實這並非真正保養耳朵的方法。

當出現經常聽見金屬發出聲音或蟬的鳴叫聲的症狀時，若不拂去積壓在耳內的邪氣，消除耳內氣血的停滯則無法痊癒。

即使認為耳鳴是老化現象的人，現在趕緊練習行法也未遲。若能立即利用這個行法清理耳朵，一定可以消除耳鳴的。方法如下：

①雙腳往前伸坐在地上，用食指和中指夾住耳朵，上下磨擦耳的外側。上下反覆是一次，如此反覆十八次。

治療耳鳴法

①用食指和中指夾住耳朵上下摩擦十八次。

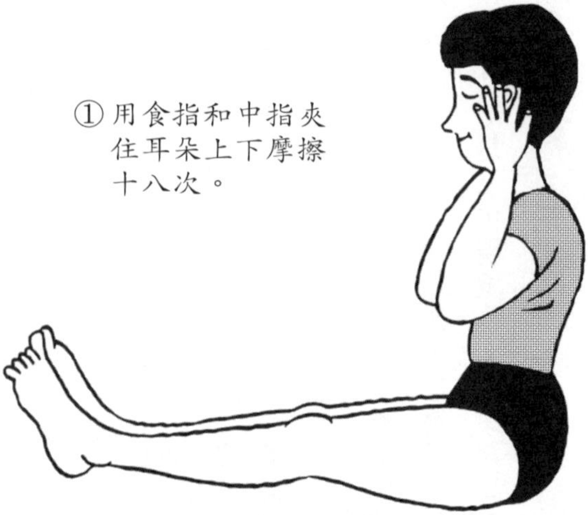

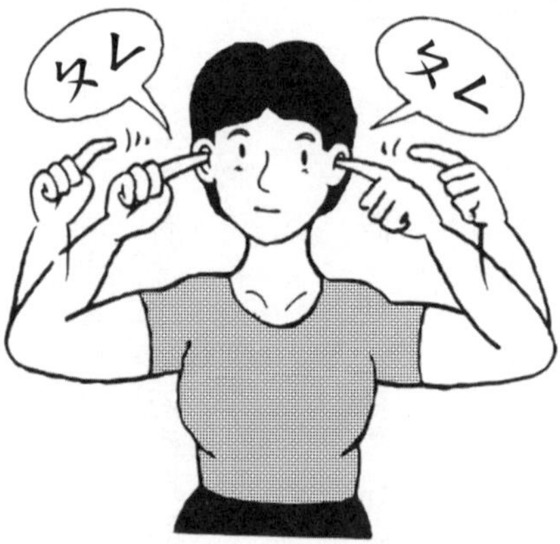

②將食指伸進耳洞內按壓二、三秒後，再發出「ㄆㄥ」的聲音拔出。

②接著用雙手的食指各插進左右的耳內，以適當的力量按壓。壓二、三秒後，同時鬆開兩指，如此反覆三次。拔出食指時儘量發出「ㄆㄥ」的聲音，這樣會使耳內感到清爽。

一天至少練習①、②二～三次，一個星期到十天左右即可治癒耳鳴。不過，產生症狀時應立即做這個行法，這樣即可消除耳鳴。

要領是在摩擦耳側時，並非摩擦耳殼而是耳朵周圍的皮膚。如此持續數日後，可能會造成皮膚紅痛。那是因為皮膚衰弱，只要稍微休息，因摩擦的效果使原本衰弱的皮膚回復活力，也不再感到疼痛。

治療腰痛、閃腰的行法

一般人常認為閃腰是一種突發症狀，其實不然。那是因為長期持續牽強的姿勢，養成奇怪的僻性而在不知不覺中使腰部承受過重負擔的人，或平時感覺腰部疼痛的人才會發生的症狀。總而言之，發生閃腰的人其身體上一定有某種毛病。

其導火線可能是握舉重物使腰部無法負荷而扭傷。換言之，閃腰是不應發生

治療腰痛、扭傷法

①由口吐氣時徐緩地彎曲上半身到極限的位置，閉上嘴巴再返回原來直立的姿勢。

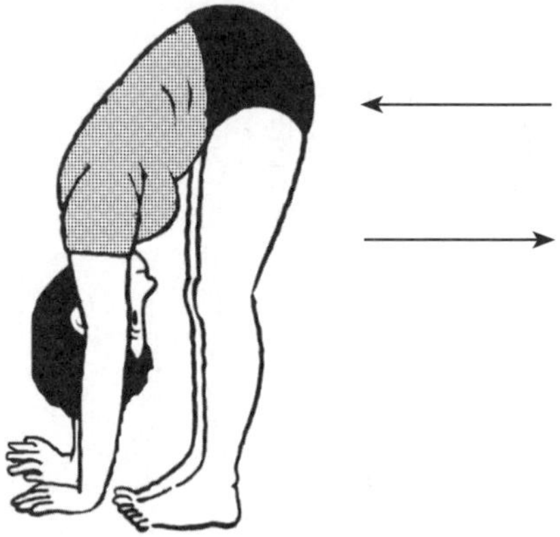

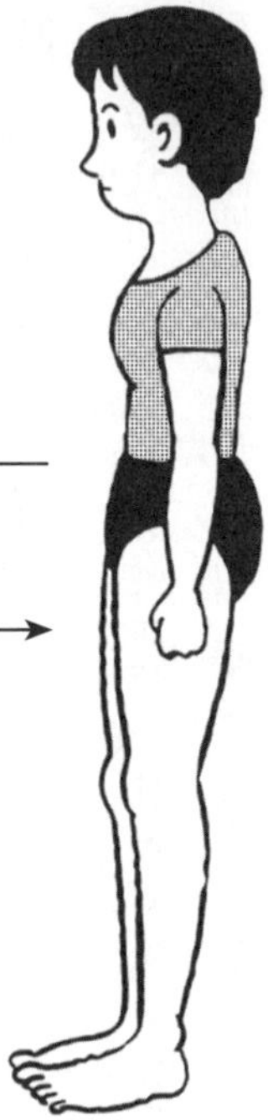

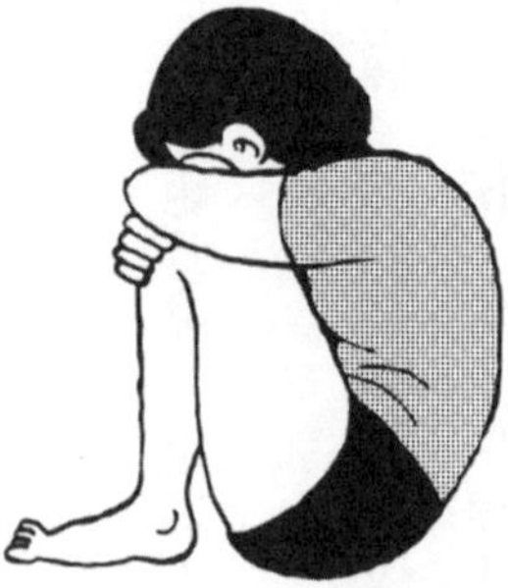

②坐在地板上彎曲雙腳，以雙手環抱膝蓋使腳根幾乎與臀部接觸。頭埋在雙膝間，保持這個姿勢二、三分鐘。

而發生的病症。一旦腰扭傷可能無法彎曲甚至動彈不得。但是，這時候利用氣功術即可奏效。

①採取直立的姿勢，由口吐氣同時徐緩地將上半身往前彎曲，將上身彎到不能彎的位置後，閉上嘴巴回復直立的姿勢。持續這個動作時，慢慢地上半身就可以彎曲，而且雙手不久即可碰觸地面。當雙手可以碰觸地面時，腰扭傷就治癒了。

有些人為了儘早將手碰觸到地板，會用力把上半身往下壓，這個動作已變成運動，無法治療腰扭傷。要領是要耐心而徐緩地做，只要有二～三個鐘頭就可治癒扭傷。因此，千萬不可焦躁或過分勉強。同時，也要注意不可彎曲雙膝。

另外，在此介紹另一個預防腰扭傷的做法。這也是治療腰痛的方法。

②坐在地板上雙腳彎曲，雙手緊緊抱住膝蓋，使腳跟幾乎碰觸臀部的位置。將頭埋在雙膝間，保持這樣的姿勢二、三分鐘，呼吸方式不拘。每天持續做兩次，三天後即可消除腰痛。

這個方法不容易，千萬不要勉強自己。胃腸不好的人最好不要做。

治療更年期障礙

一般而言，女性大約在四十～五十歲左右，生理會停止。因此，男性荷爾蒙和女性荷爾蒙會失去平衡，有些人會因此產生各種身體上的異常，這稱為更年期障礙。具體上有肩酸、腰痛、歇斯底里、情緒不定、失眠症等症狀。其中似乎有人因為這些異常而造成腦神經衰弱。更年期障礙，是身體老化現象。但是，如果練習氣功術即可防止老化，永遠保持年輕的身體。在此介紹其方法：

①端坐後（雙腳不交疊的坐姿、參照六十九頁圖）——呼吸。

②由鼻吸氣時，雙手交叉用力握住左右的膝蓋。

③停止呼吸，雙手離開膝蓋後重疊。

④將重疊的手掌輕輕地在左右側腹上「砰、砰」地各拍打兩次，再由口吐氣。

以上的過程是一次，每天進行三～七次左右。

停止呼吸直到感到痛苦時才由口突然吐出氣息，每個人吸氣的長短不一。因此，這個行法可做三次也可做五次，不要勉強自己。不過，左右拍打腹部時，一

治療更年期障礙法

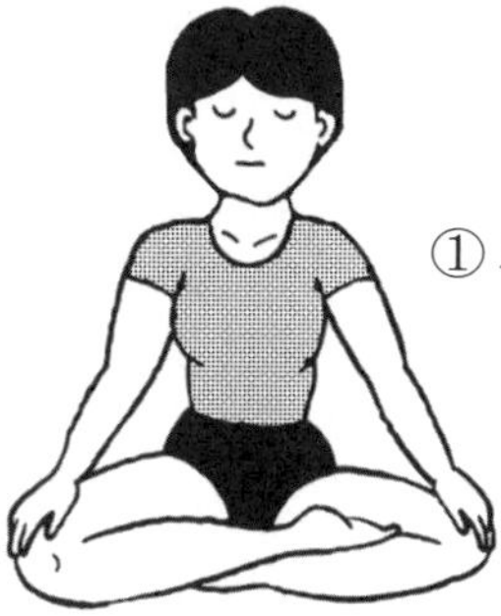

①端坐後一呼吸。

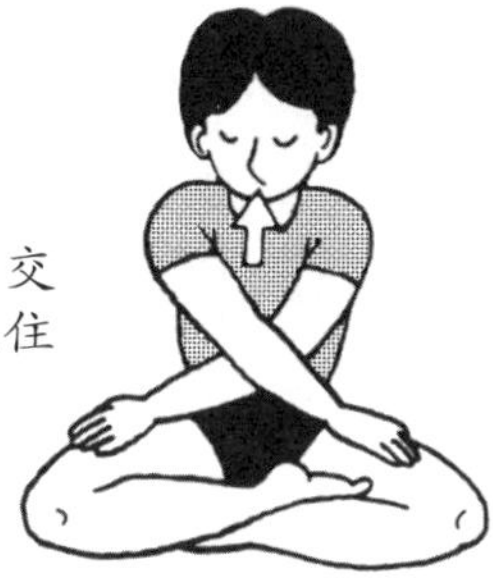

②由鼻吸氣時雙手交叉，手掌緊緊握住左右的膝蓋頭。

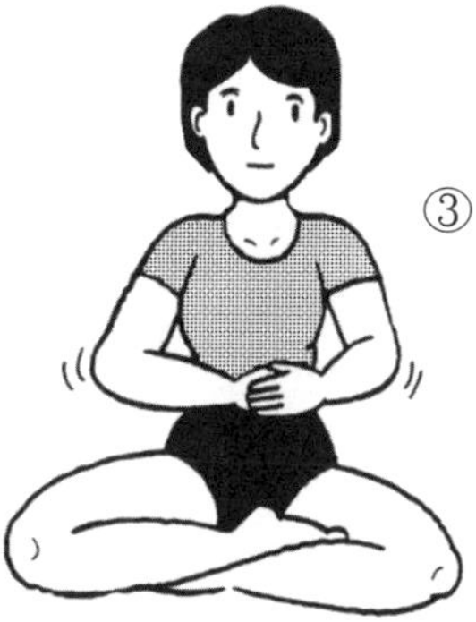

③停止呼吸雙手離開膝蓋後重疊。

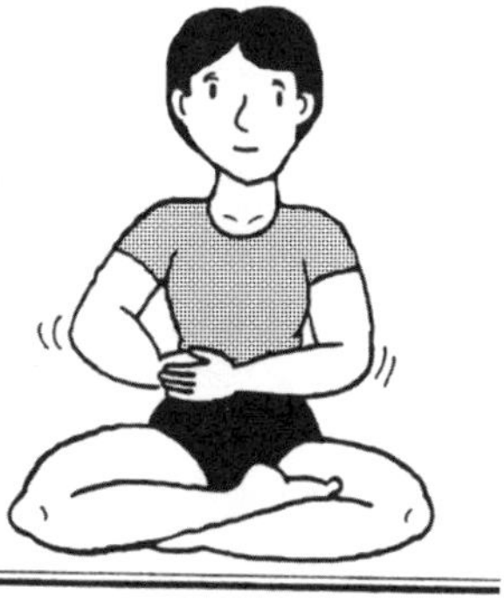

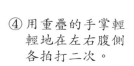

④用重疊的手掌輕輕地在左右腹側各拍打二次。

定要左右各拍兩次。

在三十五歲以後練習這項返老回春的行法時，不但可避免更年期障礙，而且到了五、六十歲，也能保持年輕的容貌。它可以使人保持年輕而具有活力的肌膚。

即使是進入更年期的人，早晚各兩次持續練習一個月，大約在半個月後開始一定能呈現出令妳的先生、孩子感到驚訝的效果。

治療喘息

道家氣功術是利用自然的「氣」流治癒疾病，其中喘息可以說是和氣有極大的關係。

喘息患者都知道，當環境改變時病狀就會發作，病情時好時壞。為了治療，喘息患者都到空氣新鮮的高原或海邊療養。因為那裡的氣流較順暢，比較不易發作。

另外，禪僧之中都有喘息患者，正是說明氣與喘息之間最好的例子。禪僧平時坐禪休養，這對身體並無妨礙，問題在於有時會大聲怒吼的習慣。

因為身體靜止不動卻必須大聲怒喝時會紊亂心中的氣流，結果造成喘息。

患有喘息時，唾液會變少、喉嚨乾渴，因此，只要練習容易分泌唾液的行法即可。其方法如下：

①用雙手的拇指按壓兩側的耳下，下巴的根部附近、舌頭下面的下巴前方。耳下是耳下腺、下巴的根部是顎下腺、下巴的前方是舌下腺，分別都是唾液的排出穴口。在這些地方各按壓三次時，口內會分泌出許多唾液，這時將分泌出的唾液徐緩地吞下去。

容易分泌唾液的方法如下：

②如七十二頁圖所示，將雙肘擺在桌面上像平常一樣托住腮幫子。這時雙手的拇指按在下巴的內側，適當地用力按壓。

有許多患有喘息的孩子不知不覺中會採取這樣的姿勢，那是因為他們本能地知道托著腮幫子可促進唾液分泌，緩和喘息。

每天練習這個行法五～六次，尤其是喘息得痛苦或是睡覺前練習，再怎麼嚴重的喘息，練習三天後即可治癒。

治療喘息法

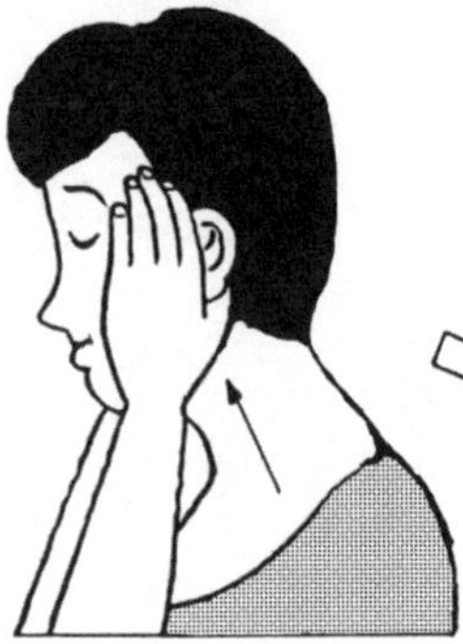

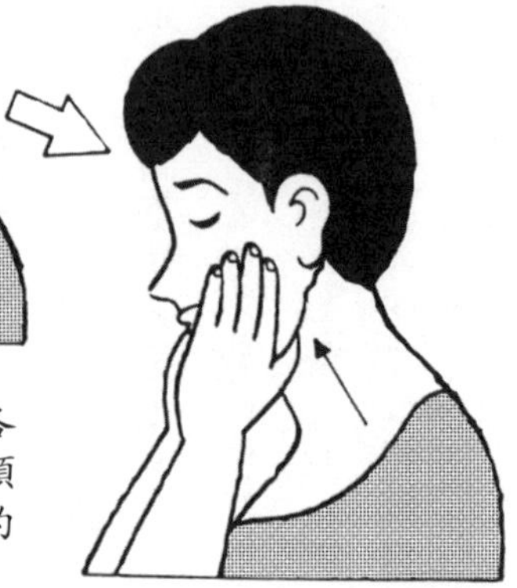

① 用雙手的拇指各按壓耳下腺→顎下腺→舌下腺的順序三次。

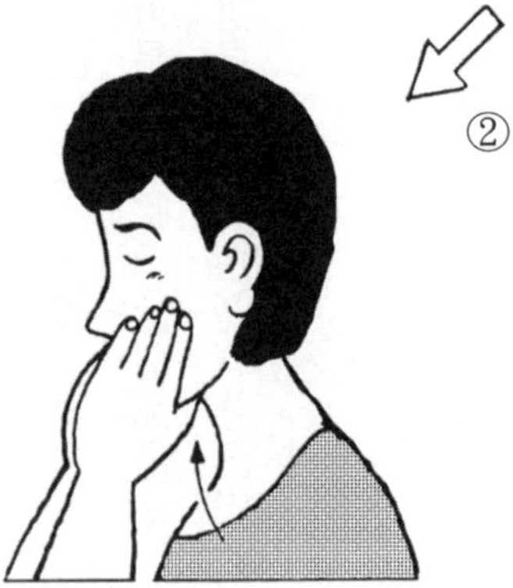

② 保持托著腮幫子的姿勢促進唾液的分泌。

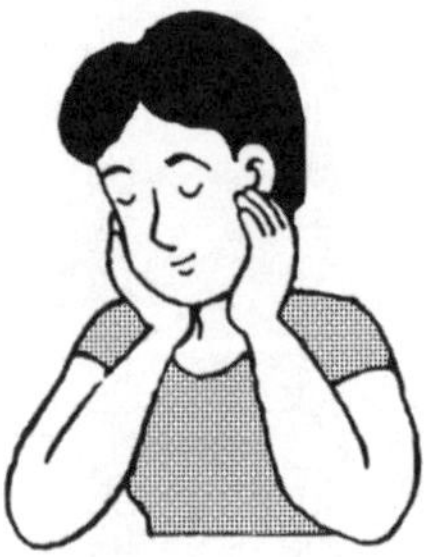

治療貧血、腦溢血

貧血是血液的循環障礙，並不只是因為營養不足造成血量不夠，身體過分束縛時也會發生，穿戴過緊的胸罩或束腹的女性常有貧血，就是這個緣故。

最近許多女性以美容為由不吃早餐，中午只吃生菜沙拉，晚飯則用一碗麵敷衍了事。其實，這樣會使血液變得稀薄而無法使出力氣，因貧血而昏倒就成理所當然的事情。

產生貧血時的應急措施是將所有束縛身體的東西解開，讓身體保持輕鬆的休息。一般只要鬆開身體的束縛即可恢復元氣，不過，導引術中有一個可以令身體不會產生貧血的行法，介紹給各位。

①盤腿而坐，拇指輕輕地握在手內後——呼吸。

②用鼻吸氣的同時雙手迅速往頭上舉高。

③停止呼吸，頭部往左繞轉三次後，由口吐氣。

④再由鼻吸氣，接著頭部再往右繞轉三次，由口吐氣時雙手放回原位。

治療貧血（頸部老化）法

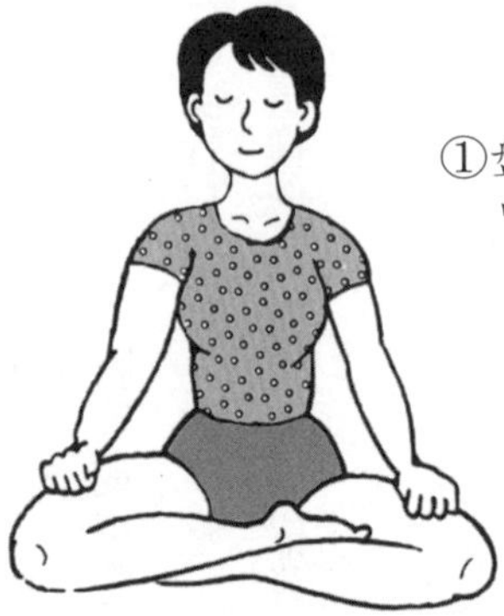

①盤腿而坐後——
呼吸。

② 由鼻吸氣時雙手迅速往頭上舉高。

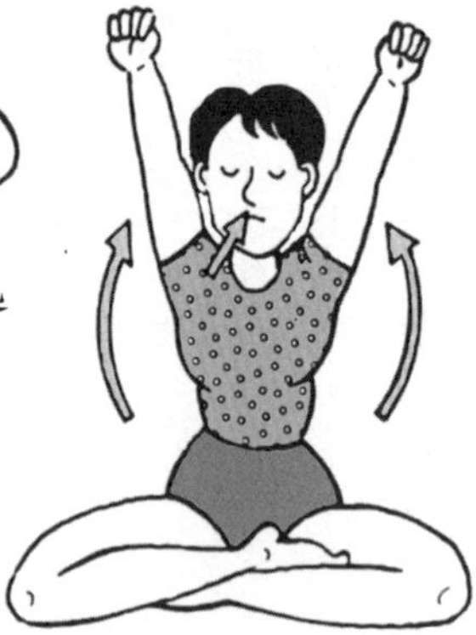

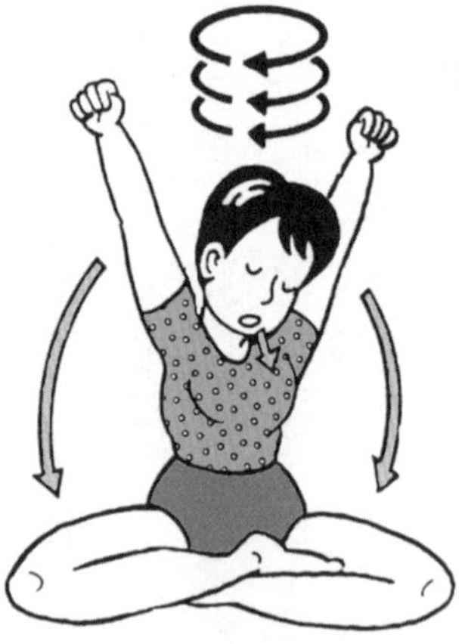

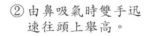

③ 停止呼吸，大弧度地往左繞轉頸項三次再吐氣。

④ 吸氣並屏住氣息，頸項往右繞轉三次後，由口吐氣時將手放回原位。

①～④是一次的動作，每天早晚各做三次，持續一個禮拜後就不會因貧血而昏倒了。做這個行法的要領是儘量大弧度而徐緩地繞轉頭部。

因為，脖子是血液流通到頭部的重要管道，同時，支撐佔居體重三分之一的頭部。因此，由於其承受的負擔很重所以老化得快。

換言之，大弧度而徐緩地繞轉頸項時，會使頸項變得柔軟而保持年輕。

本來這個行法是促進上半身氣流的順暢，不過，既然可預防頸項的老化，對於腦溢血等成人病的預防也有效果。

治療高血壓、低血壓、腳部酸麻貧血、腦溢血

高血壓與低血壓是正好相反的症狀，不過其根本的原因是一樣的。都是因為血液的循環障礙，即血管老化造成血液無法順暢流通所引起的。當發生這種障礙時，因該人體質的差異而會出現高血壓或低血壓的症狀。

醫生對於高血壓患者會讓其服用弛緩血管的藥物，而對低血壓患者給予升壓劑。這些都是暫時緩和症狀的對症療法，並非根本的治療法。所以，必須一直服藥

才能穩住症狀。

相反地，利用「氣」的治療是正本清源的療法。換言之，可使老化的血管回春。因此，建議各位練習下面的行法。

首先，伸直一隻腳，將另一隻腳盤在上面後再開始。

①由第一根腳趾到第五根緩慢地一一按摩。

②接著用手掌按住五根腳趾一起做前後運動。

③用雙手的手指充分地指壓腳底。

④雙手握住腳板使腳踝往右轉再往左轉。

另外一隻腳也照這樣的方式練習行法。手指和腳趾是通往呼吸器和循環器系的經路，因此，具有相當大的效果。

如果時間許可，反覆練習這個行法，一天按摩二～三個小時。從按摩的當天開始，血壓就可恢復正常。年輕人大約兩天，年長者大約五天左右即可治癒。

另外，可配合下列的行法。

①單腳彎曲膝蓋用雙手緊緊抱住，使額頭碰觸膝蓋。

腳趾按摩法

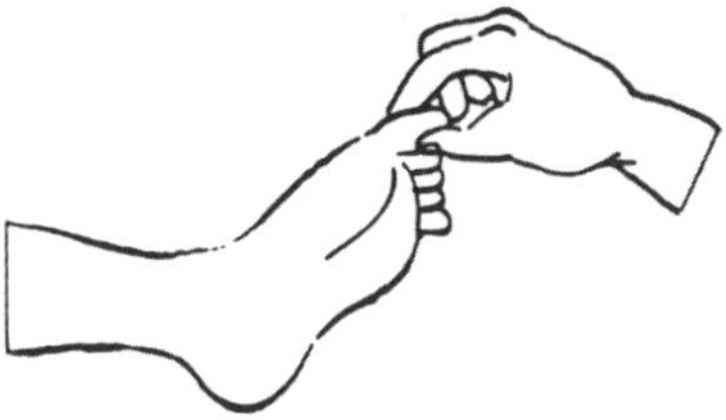

①用食指和拇指抓住腳拇趾往左右扭轉，從第一根腳趾到第五根各做三十次。一根根緩慢地按摩腳趾。

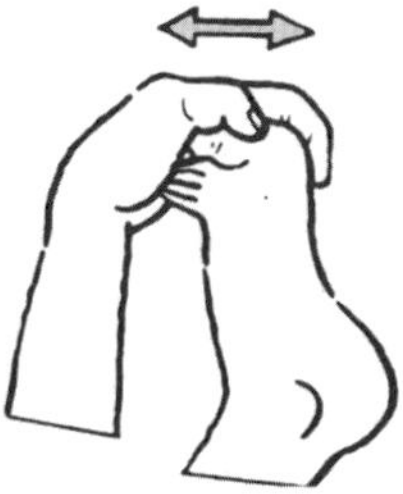

②將五根腳趾做前後的擺動。

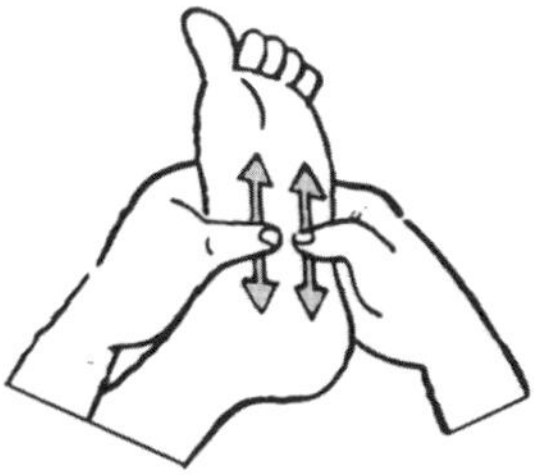

③用雙手的大拇指仔細地指壓腳底。

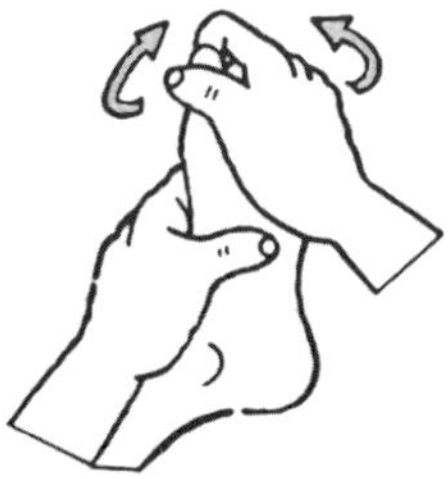

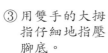

④讓腳踝左右方向擺動。

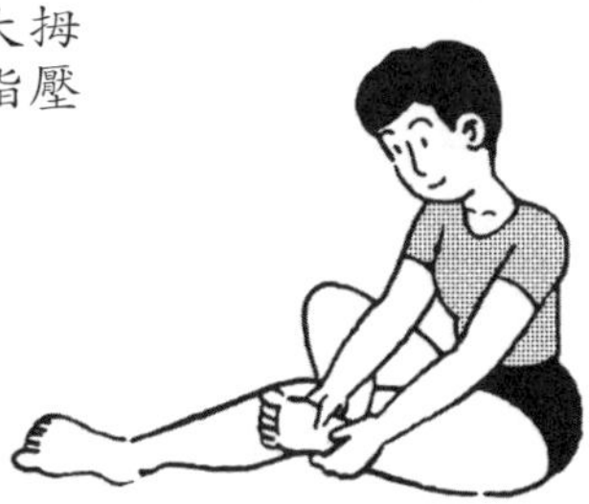

②額頭碰觸膝蓋時吐氣，當頸項回復原位時要閉口。

每天進行二~三次即可提高效果。

治療失眠症

有許多人對失眠而煩惱。

如果知道原因是出在過度疲勞或牙齒疼痛倒無所謂，若是原因不明的失眠就麻煩了。

試著改變各種睡姿、喝酒等想盡各種方法卻仍然睡不著，情緒變得焦躁，對身體是極大的折磨。

同時，有人也常因為無法熟睡而傷腦筋，這些人似乎老是做夢。由於這是不安定的一種淺睡，因此，一點風吹草動就醒來。

為了這些煩惱的朋友，下面就介紹消除失眠、難眠的方法。

這個方法稱為「龍的睡眠法」。這是根據行法時的外形而命名。在睡覺前請做下面的行法。

治療失眠症法

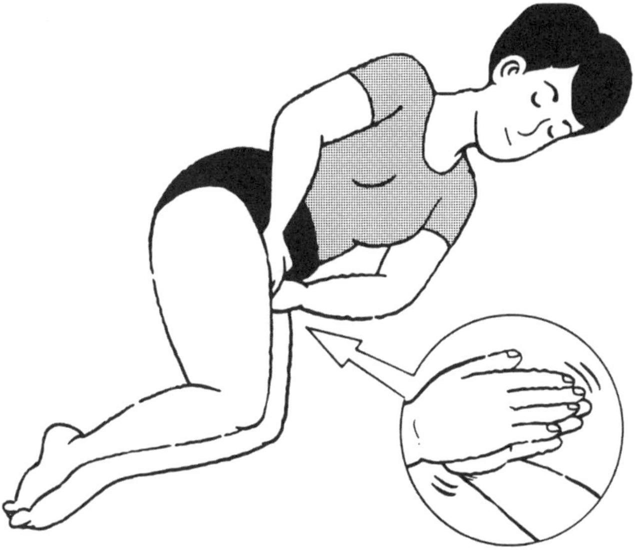

把枕頭拿開，將左側腹朝下，雙手掌仔細搓揉至發熱，雙手合掌用雙腿夾住使其抱住性器（女性是陰部、男性是陰囊）。

①把枕頭拿開，將左脇腹朝下。

②雙手掌仔細搓揉至發熱，雙手合掌用雙腿夾住使其抱住性器（女性是陰部、男性是陰囊）。

並不需要特別調整呼吸。這個行法會使心情舒暢而立即感覺睡意。當抱住陰部或陰囊時，雙腳膝蓋要彎曲。另外，若是沒有枕頭無法入睡的人，請儘量使用較低的枕頭。

練習這個行法不到二、三分鐘就可入睡。平常常做夢或無法熟睡的人，也不再做夢而能熟睡；深夜經常起來上廁所的人，次數也會急速減少。

持續一個星期後即使刻意想要起床，眼睛也會自然地閉著，因此，睡醒時會覺得非常快適。

四、速效的氣「穴道療法」

人的身體有極其奧妙又重要的部位。那就是所謂的穴道。穴道是位於人體中由內臟往身體各處傳達能源、資訊線上的要衝。即使不懂得何謂穴道的人，當碰到頭痛、肩酸時，無意識中會用手按摩、擠壓身體某處。事實上，人基於本能而得知使自己覺得舒暢的位置，正是身體的重要部位＝穴道。

因此，若能確實地掌握住穴道的奧妙，即能更為迅速地促進健康回復。本節將提供您能輕易地辨別穴道的方法及對穴道的效用做一番說明。不過，文面的解釋較不易了解，希望各位參照附圖學習。

如果讀者各位平時身體上某個部位會覺得不順暢時，就試著按壓該處的穴道，這樣能使你的身體立即回復元氣。

肺臟的經絡

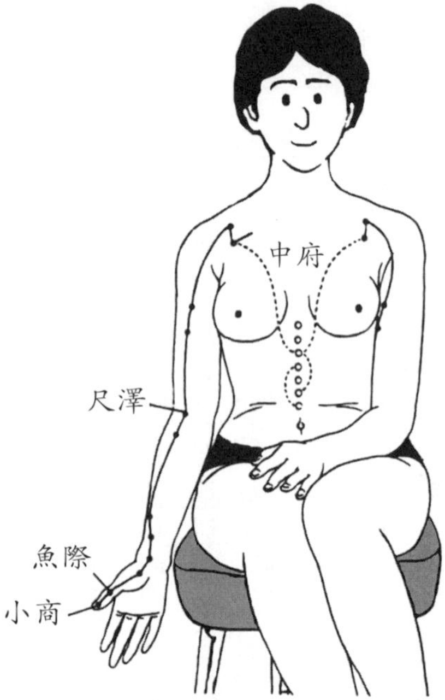

肺經中有十一個穴道，分佈在胸部到拇指的指側之間。其中以中府穴對喘息的發作極具效果。而通往尺澤的經脈對於咳嗽、呼吸困難或腕痛、酸麻及聲音沙啞具有調整的效果。若要刺激肺臟的經絡，只要按壓中府及手臂上重要的穴道尺澤。

大腸的經絡

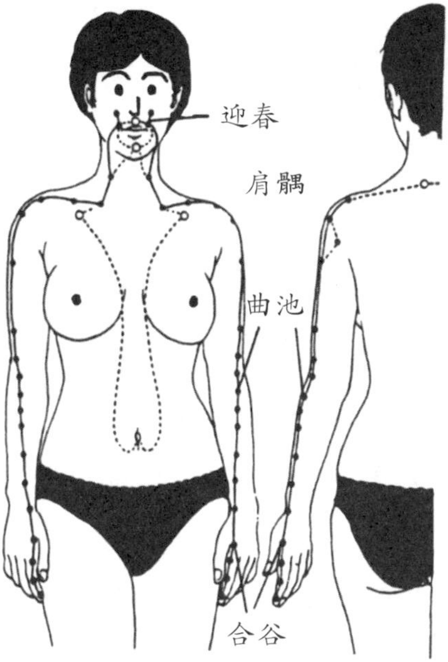

現代醫學對於大腸的說明是接續小腸直達肛門，長約一・五公尺的消化管，由盲腸、結腸、連腸等三部分構成。即從肚臍上方約三公分處的水分穴道接續小腸，彎曲十六次通過連腸再達肛門。在水分穴道處水分與食物殘渣將分道揚鏢，而將食物殘渣排泄到體外的器官是大腸。因此，大腸必須活性化。

大腸系中的重要穴道有合谷、曲池等。只要按壓這些穴道即可。

胃的經絡

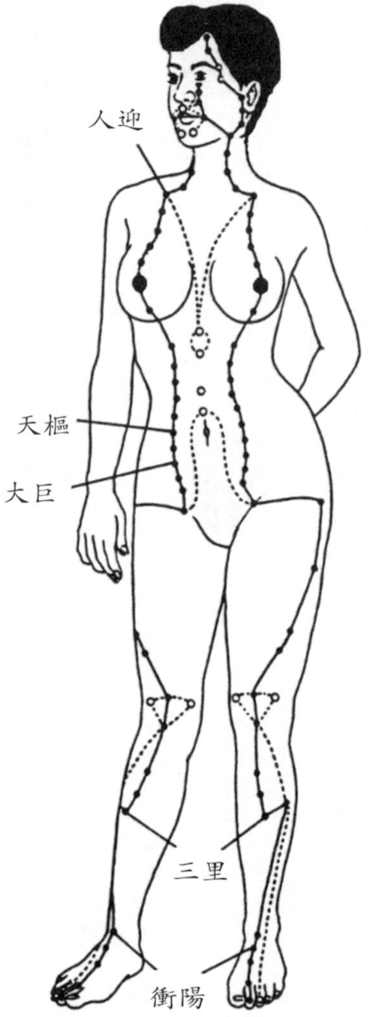

胃經的穴道數極多，其經絡由頭直達腳尖。若刺激天樞穴道可去除腹部的疾病，同時也可消除便秘、食慾不振。另外，擺動頭部時自然就可牽動人迎的穴道。這個穴道的刺激對胃痙攣、喉嚨的症狀也具有效果。

脾臟的經絡

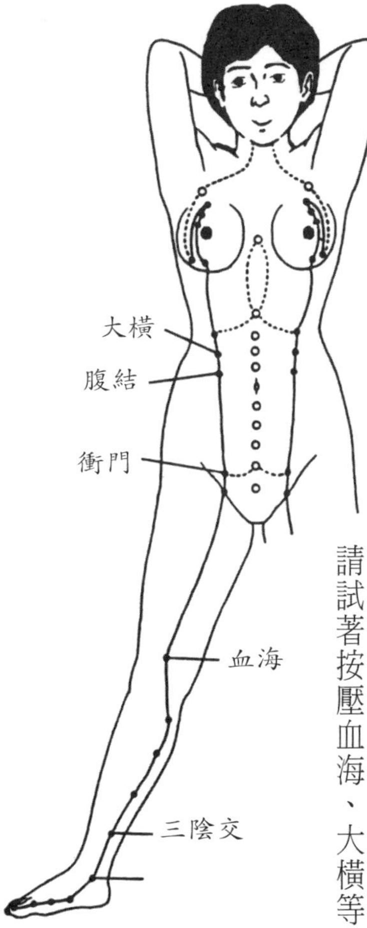

脾臟的經絡由拇指內側開始，這條經絡中有能治療雙腳冰冷、酸麻或幼兒抽筋的穴道。經脈中的血海、大橫等穴道，對女性特有的生理不順所造成的腹脹或浮腫等症狀具有相當高的效果。同時，也適合腹瀉、便秘、胃腸不好的人。頭痛、肩

請試著按壓血海、大橫等穴道。

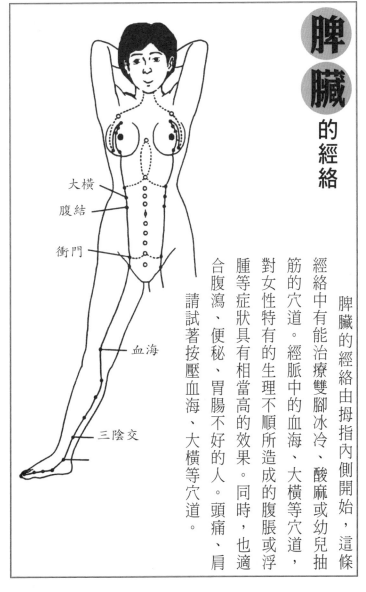

心臟的經絡

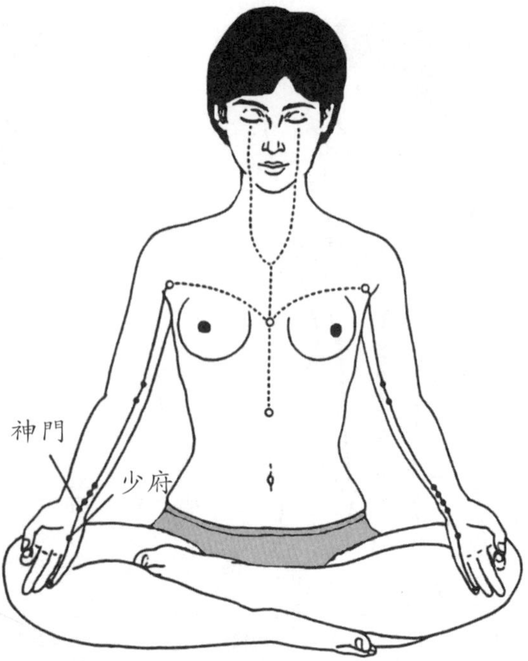

練習心臟的行法時，若刺激心經的少府穴道可促進氣血流暢，對於胸口疼痛、心悸或呼吸困難、狹心症或手臂疼痛、手熱、逆上及狐臭等也深具效果。試試看就可確實地發覺其效果。

另外，若是為了提高穴道的效果，則按壓神門及少府。

小腸的經絡

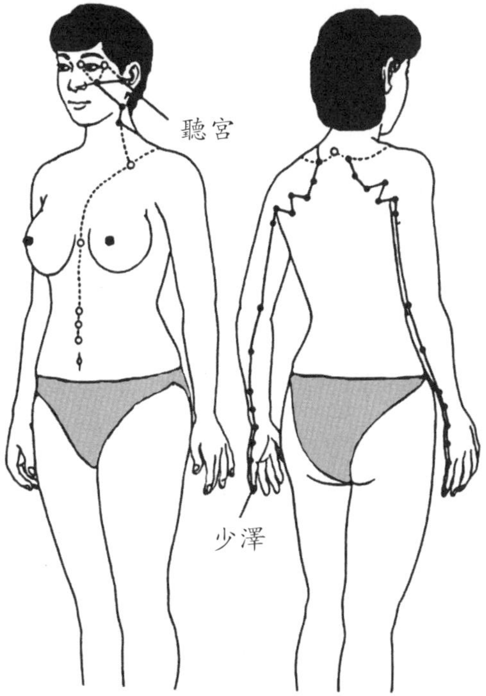

如圖所示，小腸的經絡是由小指外側的少澤開始通過手臂外側到手肘內側，在肩胛骨附近成曲線上升到肩膀，經過大椎繞過喉嚨、心臟再到腹部，在胃的附近與小腸合流。因此，按壓少澤、聽宮的穴道時，可消除小腸經的停滯，並可去除眼睛的黃濁及重聽。

膀胱的經絡

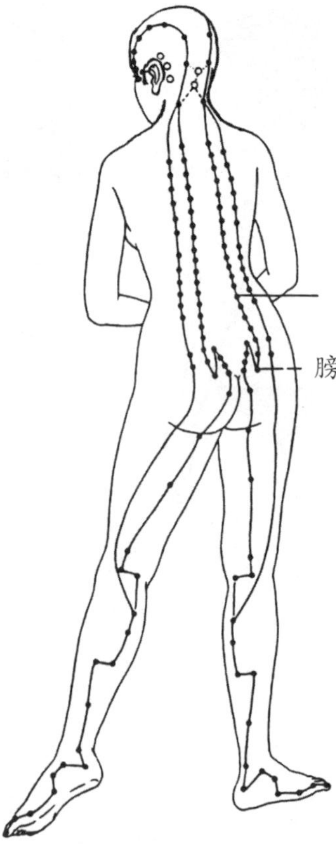

進行直接用手掌按摩膀胱的行法時，可提高由腎臟到尿管及經由尿道而排泄的機能。在膀胱的經脈之外，刺激在肚臍正下方臨近恥毛的中極及骶骨兩側的膀胱俞、腎俞的穴道時，可消除腰或背脊的僵硬、瀉尿、排尿難等症狀，並可促進下腹部氣血的流暢。

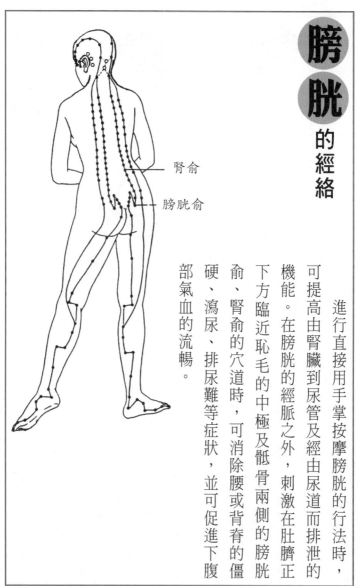

腎臟的經絡

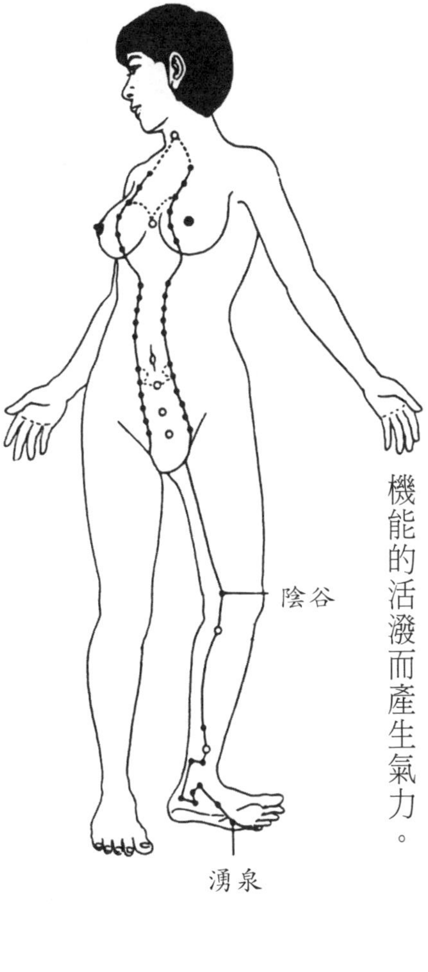

這是治療腰痛、庸懶無力、精力衰弱最具效果的經絡。從實驗中就可得知，刺激這個經絡時，位於腳底對治療婦女病的湧泉穴道會排出邪氣，並大量出汗。若刺激對陽痿等深具效果的陰谷，可促進腎臟機能的活潑而產生氣力。

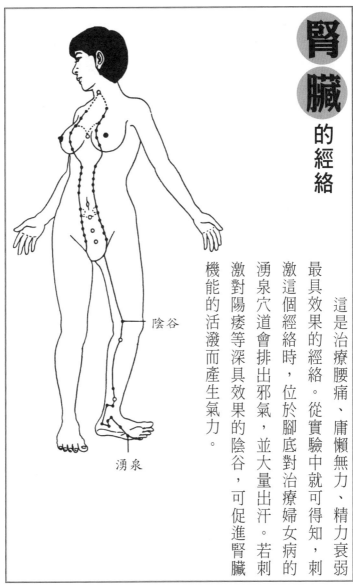

三焦的經絡

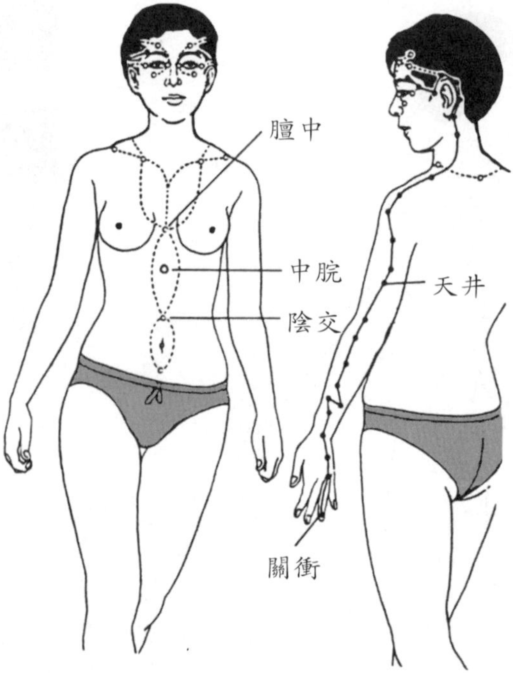

三焦的經脈從位於無名指前端的關衝穴到手臂上方的天井，由上手臂直通到肩部，然後朝身體的前面滑落，循環於調整三焦機能的穴道（上焦的膻中、中焦的中脘、下焦的陰交）。刺激關衝、天井穴時，可治療喉嚨、手指酸麻、逆上等症狀，並可促進呼吸循環系、消化循環系、泌尿排泄系等器官的活性化。

膽囊的經絡

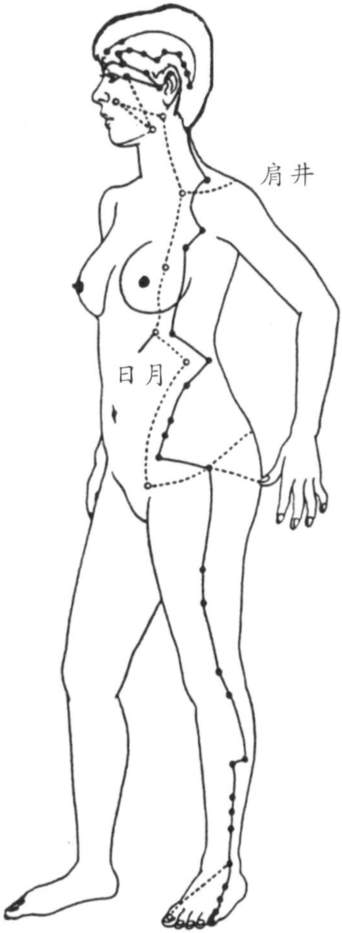

是環繞膽囊的經脈，肩井、日月的穴道對於頸項到肩部酸疼者、眼睛疲勞、耳鳴等高血壓症狀具有療效。位於第九肋骨前端的日月穴也可以消除膽囊的疼痛。患有上述症狀的人，務必試試這些穴道。

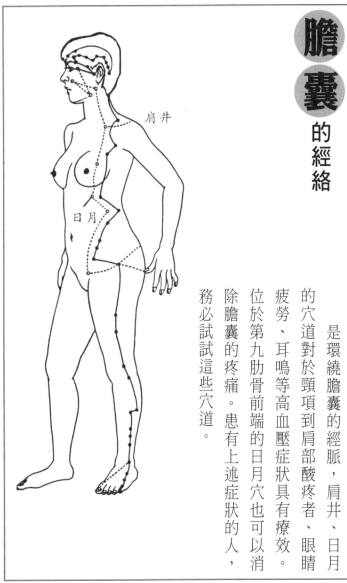

肝臟的經絡

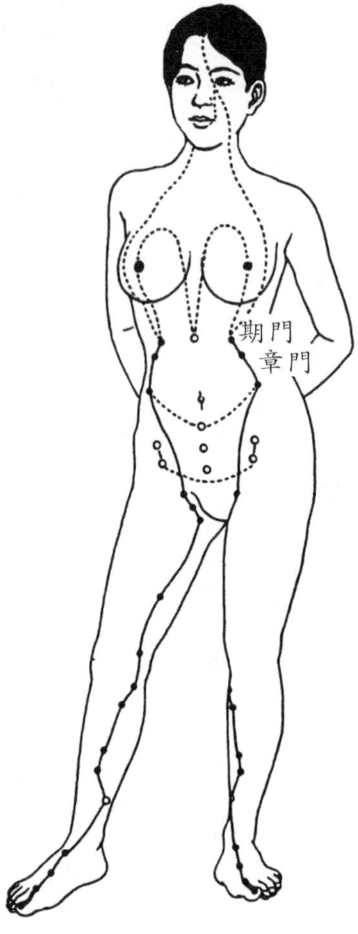

肝經中的章門與期門兩穴具有消除胸、腹側疼痛的效果。另外，利用經脈的流暢可增加精子，對精力減退、生理不順也有效果。

因此，請務必試試章門與期門穴的效果。

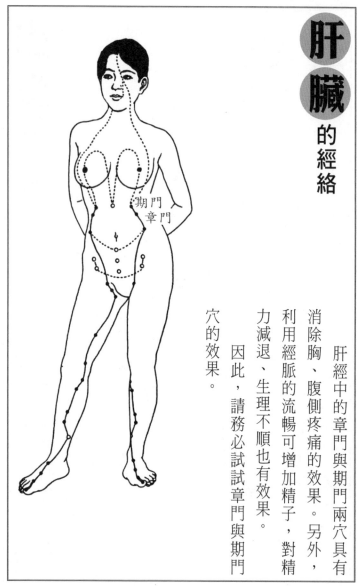

第三章　減肥健康法

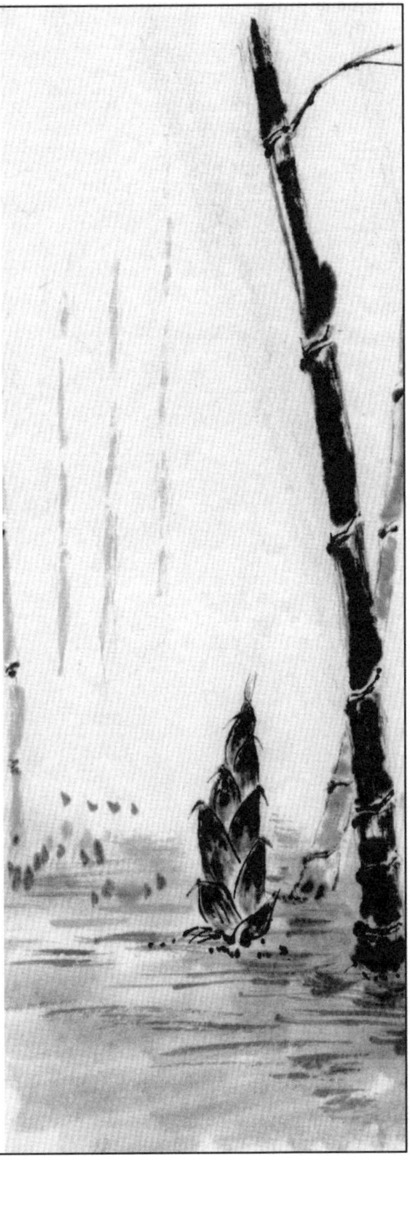

一、揭開肥瘦的神秘面紗

瘦了身體換來疾病何苦來哉

據報導，有幾位電視明星，由於實施過分的減肥方式，結果弄壞了身體而引起了一陣軒然大波。減肥雖然有了效果，但身體卻變得百病叢生，真不知他們為了什麼而減肥？

無庸置疑地，食物中含有各種要素。人想要攝取必要的營養素，最要緊的是飲食要均衡。偏頗的飲食不但無法攝取均衡的營養，而且會破壞身體的健康。

可是，非常令人不解的是，熱衷於這種減肥方式的人卻不絕於途。有一位著名的模特兒甚至施行幾近於斷食的飲食限制，結果體重遽然下降，身體也瘦得不能再瘦下去的情況。可是，一個才二十出頭的小姐卻面無血色，而且肌膚一點光澤也沒有，甚至生理也停止了，身體失去了均衡的狀態。這毋寧是減肥失敗的例子。

通常，一、二天的飲食限制，人的身體應該是可以承受得住，還不至於引發任何疾病。可是，如果這種不正常的飲食生活，長久持續下去，不需多久身體必然會發生病變。因此，減肥應該顧及身體的健康，而不要一味地盲從。

有些人因為一心一意想要減肥，而施行絕食，結果卻弄壞了身體。的確，只要絕食，身體一定會瘦下來，可是一旦絕食時，身體的肌肉會像被刮下般急劇消瘦，而且體力也會跟著快速地消失。結果，身體因此而無法充分地活動。所以，各種不正常的現象就會相繼發生。

有關絕食減肥所產生的弊害，下面就有一個非常好的例子。

某十七歲高中女生，身高一五六公分、體重四十七公斤。雖然並不算是肥胖的類型，但是，因其男朋友在約會時不經意地說「我喜歡苗條類型的人」，而一直耿耿於懷，於是下定決心要減肥。也許她的男朋友只是誠實地表白他的心意，並沒有藉機暗示的意思，甚至或許他也一直認為眼前這位女朋友正是他最喜歡的典型。

可是，女人心的微妙就是在此。由於平常就對自己的體重非常在意，所以男朋友的一句話馬上就刺傷了她的心。

於是，她儘量減少飲食。生菜沙拉成了她飲食的中心，而不再和家裡的人吃同樣的食物。據說她每天的飲食清一色是生菜沙拉，晚餐頂多加一塊土司而已。

這種減肥的方法持續了一段時間後，果然體重減輕到三十四公斤，身材變得苗條的確令人高興。據說，她每次量體重時都會發出會心的微笑。

然而，可怕的事情終於發生了。就在她實施減肥一個月之後，生理竟然停止。女性身體的一大特徵是，當體重在一定程度以下時，一切非生存必要的機能就會馬上停止。首先會遭到破壞的是生殖機能。

據說某電影女明星，因實行自然食的減肥方式，結果不僅體重銳減、整個人呈現虛脫狀態，而且最後還得了拒食症。企圖以菜食或自然食以達到減肥效果的情形，稍一不小心就會發生類似的狀況。

過分依賴減肥食品會導致身體失調

對於希望減肥的人來說，減肥食品無異是其最得力的助手。而且，不僅是在藥局或超級市場，甚至到處都是垂手可得。或許由這個現象我們可以知道，在這個社會上想要減肥的人是何其多呀！

可是，絕大多數人都誤以為「只要吃減肥食品就可以減肥」，而且對於那些廣告用語深信不疑地認為「一定可以減肥」。

雖然名為減肥食品，但吃多了還是照樣會發胖。減肥食品並非人吃了以後就會減肥，而只是它比一般食物所含的卡路里較低而已，過分食用還是會發胖的。

據說有一位女性看到減肥食品那麼暢銷，就一廂情願地以為減肥食品是容易下口而且效果卓著，而大肆採購減肥食品。因為包裝上標示著低卡路里的字樣，所以就期待著馬上得到效果而一直服用下去。可是，經過一個月以後，她的體重非但沒有減輕，反而增加起來。

有些減肥食品強調，只要將其溶解於牛奶或果汁中一起喝下，人就可攝取到一天所需要的營養。可是，利用這種方式減肥的人多半不會成功，因為每次用餐都只是喝一杯飲料，實在無法滿足味覺，根本無法長久地持續下去。據說有位女性實行了一個禮拜就瘦了下來。

人的飲食不考慮視覺的要求是不行的。所以，如果不是看起來像是很好吃的東西，人是不會長久食用的。即使短期間內食用，但是心裡一定會老是想著「想要吃好吃的東西」，而往往會在某一天因忍不住嘴饞而大吃一頓。如此一來，前面好幾個星期，甚至好幾個月的辛苦努力就化為烏有。

由此可知，利用減肥食品的減肥法，在實行上是有些盲點的。

為什麼你會肥胖呢？

過分肥胖有害健康，這是眾所周知的事情，而且也有不少人為此而努力地想要減肥。相反地，人為什麼肥胖呢？對於這個問題能有正確觀念的人似乎不多。

事實上，想要減肥，最要緊的是要掌握為什麼會發胖的原因。如此才能在不需節食的情況下找到自然而且合理的減肥方法。導引術的行法就是這種可以讓你放心地吃想吃的東西，而且又能自然地減肥的方法。

誠然，過量的飲食也是造成肥胖的原因。但是，人在年輕的時候即使大吃大喝也不會胖的離譜。一旦過了中年，飲食的量並未增多，人卻逐漸地肥胖起來，甚至減少食物的攝取量或只多喝一點水，還是照樣會胖，這又是為什麼呢？

答案非常簡單，是因為人體排泄能力衰弱的緣故。例如，在團體生活中，大家吃同樣的東西，卻有的人胖，有的人不胖，其原因就是各人排泄能力的差異。

同時對於為什麼會飲食過量的問題，很意外地卻鮮少有人知道。其實，飲食過量的現象是胃腸失去活力、變得鬆弛所引起的。在這種情況下，胃腸會隨著所吃的食物而伸張膨脹，因此，無法得到滿足感，就不斷地進食。更糟糕的是，鬆弛的胃腸其排泄能力也衰弱，因此，人體就會多出了很多贅肉。

一旦腹部長出了贅肉，想要藉運動消耗能量以達到減肥的效果，非加倍的努力不可。不過，只要能讓胃腸恢復活力，鬆弛的胃腸就會收縮，排泄的能力也會提高。所以，只要半個月或一個月的時間就能祛除身上的贅肉。能夠達到這個目的的方法是「按腹行法」。

服務於出版社的M先生，就是施行這個按腹行法而使體重從六十七公斤減至五十九公斤，腰圍也從八十四公分縮小至七十六公分，身高一七五公分的M先生一下子從大腹便便的中年身材變成苗條健美的體型。

以M先生的體驗而言，他只是每天早晚各施行一次按腹行法，持續兩個星期，原本一天只排便一次的情形，卻變成一天三次，其後也大致每天兩次，而且多半是早上一醒來就急著想要上廁所。據說在此之前，總要等到吃過早飯或午飯的時候才會有一點便意。

便量變多既不會感到全身無力反而覺得舒暢無比。從此之後，每天的按腹變成一種樂趣，不做反而不舒服。一個半月後，體重由六十七公斤變成六十三公斤，然後每個星期平均減輕一公斤。

M先生說：「實行導引術不需限制飲食，也可適度地飲酒，既不感到痛苦也能自然的減肥，而且能回復健康的身體，這就是它的魅力所在。」

M先生從前曾經利用運動減肥，當時三個月內滴酒不沾，還實行三餐飲食以豆腐為主，油炸類一概不取的飲食限制。每個星期三去划船一個鐘頭。雖然總算減至目標的體重，但是由於條件嚴苛無法持久，結果還是回到原來的肥胖體型。一般人總以為做劇烈的運動即可減肥，但事實並不然。要消耗一個冰淇淋的卡路里，必須做三十分鐘以上的韻律體操才辦得到。

而且，運動之後若喝果汁，一切的辛苦就化為烏有。但是，實行按腹之後感到心情非常舒暢，也可在床上練習，是可以終生持之以恆的練習法。M先生帶著喜悅的語調侃侃而談他的經驗，而且利用划船運動無法消除的腹部脂肪，也因為實行按腹而消去，終於讓他回復到年輕時的體型。

M先生現年四十五歲。M先生二十幾歲時體重是五十四公斤左右，他希望儘可能回復到從前的體位。因為按腹不僅可減輕體重，並使得身體確實地感到內臟的機能轉好，精力回復到像年輕時一樣的事實。M先生目前渴望返老還童的心願遠比促進健康更為強烈了。

兩個月減肥十七公斤，A女士減肥成功事例

有一位A女士利用按腹，減肥成效比M先生更為卓越。A女士身高一六〇公分體重七十四公斤，也許是因為體型特別龐大，施行按腹後所得到的效果也較大吧！她成功地在三個月裡，由七十四公斤體重減至五十七公斤。

A女士長久以來對於自己的肥胖感到煩惱不已。她聽說肥胖是體質的關係，而自認無可救藥。但是，讓A女士興起試行按腹動機的竟然是她的先生。A女士的先

生因染患的痔、香港腳、齒槽膿漏等疾病，而開始練習導引術，而且親身體驗了導引術輕易治癒長年宿疾的神效，於是建議A女士練習導引術。

但是，A女士並沒有立刻採納她先生的建議。因為，她認為導引術即使可治癒宿疾，對治療肥胖未必有效。

後來因為鄰居的一句話改變了她的想法。有一天有位女鄰居告訴A女士說：「妳的先生好年輕喔！根本看不出來比妳的年紀大呢！真令人羨慕。」其實A女士四十二歲，她的先生四十六歲，她的先生年紀大她四歲。這時A女士才猛然發覺，原來導引術令她的先生返老回春的事實，如果一再地否認導引術的神奇效果，只會使自己被棄如敝屣。A女士便開始練習導引術。她請先生教導其按腹行法並立刻付諸實行。

A女士一日做三次按腹，第一個星期體重並沒有任何變化。但是，不再有便秘，腹部到腰部間的沈重感消除、四肢活動時感覺輕快多了。

經過一個星期之後，體重開始產生變化，一天一公斤地瘦下來。兩個星期後體重減為七十公斤。原本以為絕望的減肥竟然這麼輕易就實現了。從此之後，量體重變成一種樂趣，心情也大為愉快。

到了第二十天，每隔五天減輕三公斤。從前減輕一公斤、二公斤後仍然會回復原狀。但是，施行按腹之後，卻從來沒有這些憂慮，而且想吃什麼就吃什麼，以前為了減肥而必須不吃早餐或不吃米飯只吃青菜，但現在飲食上一點也不須限制。不必勉強自己的身體並能持之以恆，這正是導引術的好處。

一個月後竟然突破了六十五公斤的關卡。由於A女士和先生經營一家餐廳，因此三餐飲食常吃油膩的食品，而且他們也生性好吃這些食品，當然不發胖也難。

但是，也許是體質改變的關係吧！對食物的嗜好也起了轉變，現在他們也會興起品嚐從前瞧也不瞧一眼的清淡食品。

目前A女士已成為鄰居主婦們羡慕不已的減肥成功者。非但如此，僅五歲的女兒也叫嚷著：「我也要和媽媽一樣漂亮。」當A女士練習按腹時也會到旁邊來有樣學樣。她的丈夫也常對到店裡的客人暢談太太減肥成功的經驗，而引以為傲。

A女士的體重突破六十五公斤之後，減肥的速度曾經暫時性地停頓，體重計的磅針一直降到六十公斤的位置。但是，上下樓梯時不再感到喘息不已，雙腳的大腿也不再互相摩擦。從第三十五天之後，腹部間的肌肉變得緊縮，皮膚似乎回復了彈性，長滿背部的贅肉也消除不少。

有一天難得上街購物，在服飾店選購洋裝時，A女士確實地感覺到不僅是體型改變而已，心態也大異從前。以往為了使自己看起來苗條而喜穿黑色系，現在卻發覺這些色系已經和她不搭調了。

聽店員說：「太太，您的膚色白，穿著明亮的顏色較搭調喔！」自己抬頭看看鏡子，的確，粉紅色的上衣比棕色的更為出色。試穿時店員拿來的衣服不正是普通尺寸的九號嗎？以前A女士的衣服都是十七號的LL尺寸。大為欣喜的A女士當場決定試穿腰圍六十三公分的裙子。但六十三公分的裙子還是太小，腰圍六十六公分的裙子則剛剛好。和從前的A女士比較起來，的確瘦了不少。令人驚訝的是，原本二十四・五公分才穿得下的鞋子，現在穿二十三公分的就足夠了。

原本以為絕對不可能穿著的服裝、鞋子，竟然可穿戴在身上了。A女士說她當時彷彿脫胎換骨般的感覺，對任何事都感到新鮮無比。經過一個半月左右，持續二、三天，腹瀉式的快便，據說吃完東西肚子就感到疼痛而趕緊到廁所。但是，上完廁所量一下體重，發現每次都減輕約三百公克，從此之後不再有雙下巴、臉頰上的兩塊肉丸也消失，越來越有女人味了。

兩個月後體重降為六十一公斤，照鏡子成為每天的樂趣，還購買了可以看見全身的大鏡子。在鏡中看見自己雙腳變得纖細，浮腫的臉龐回復原有的凹凸。同時，三餐不必再吃那麼多也能感到滿足。

經過兩個半月，體重終於變成五十七公斤。短期間內成功地減肥十七公斤，在街坊鄰居間造成轟動。當然，最高興的還是她的先生了。

成就性感乳房的導引術

東方女性和西洋女性比較起來，由於胸部較小，夢想擁有豐滿胸部的女性也較多。但是，並非所有的西洋女性各個都有豐滿的胸部。而且胸部太大也有其煩惱。不過，胸部最好還是帶點豐腴比較美觀。

B小姐今年十九歲，在大學唸書，一臉稚氣，是個極為可愛的女孩。若只看其上半身，胸部的確小得很。但是，站起來一看，卻有一副成熟女人的身材。不過，嚴格地說應該是長有太多的贅肉，上半身和下半身非常不協調。

不知何故，胸部平坦的女性下半身大多長著過多的贅肉。其實這是因為分配在上半身與下半身的荷爾蒙失去平衡的關係。

像B小姐的平坦胸，只要調整上半身與下半身的荷爾蒙均衡，就可改善。調整後，胸部會回復豐腴，同時下半身也會變得苗條。依B小姐的情況必須配合洗澡的行法和治療生理不順的行法（即使沒有生理不順）。

B小姐開始練習這兩個行法的第二個星期後，下半身漸漸緊縮，已經可以穿兩年前的窄裙了。以前不能翹腳，即使硬翹起腳來也會隨即滑落，但是，自從下半身變得苗條後，翹腳根本不足為奇。

過了一個月，B小姐發覺穿著襯衫時，胸部有了些許弧度。過了兩個月，有一次和朋友不小心碰撞時，感到胸部有一股從未有過的彈力。據說，她確實地感到胸部變大了。而且，從腹部到腳之間的肌肉也變得有彈性。

在第三個月已經可以穿一般尺寸的胸罩了。以前由於身體上下均衡，穿起來不合適的洋裝也能穿出美麗了。

乳房太大亦有弊害

一般而言，豐滿的乳房是女性的憧憬。但是，和上述的B小姐正好相反地，也有女性因為胸部太大而傷透腦筋。而且，太大的乳房大多是健康上有問題。

大約五年前，舉辦導引術的講習時，其中有一名穿著圍兜裙的女性。那是二十歲C小姐。

我問她何以穿著圍兜裙呢？她回答說：「因為胸部太大，常被擦肩而過的人盯著眼瞧，感覺非常討厭，因此才利用圍兜裙掩飾胸部。」

女性指導員看過C小姐的胸部之後，據說C小姐的胸部的確非此尋常，幾乎可以扛過肩膀到背部，而且意外地堅硬。我想那重量大概不輕吧！C小姐回答說：「重得肩膀發酸。」

事實上，豐滿的胸部是因為裡面積聚了過多的水分。多餘的水毒積壓在乳房內，變成豐滿的胸部。乳房之所以積聚水毒，是水分的排泄器官失調的緣故。若能實行促進肝臟或膀胱等機能活潑的行法，即可將水毒排出體外，而使胸部回復原有的尺寸。

因此，問C小姐：「妳難道不想將胸部縮小嗎？」C小姐表示她從來不知導引術可使胸部變小，感到非常高興的樣子。由於過分激動，甚至哭了起來。

據說，以前由於胸部太大，經常受到異性的性騷擾、被醉漢糾纏不清，嘗盡各種恥辱。本來C小姐是為了治療蓄膿症而參加導引術，然而聽我一番話後，同時練習胸部緊縮的行法及使肝臟、膀胱機能活潑的行法。

根據C小姐的報告，從第五天開始，本來一天四～五次的小便，增加一倍以上。外出時一定先找廁所，上完廁所後，身體感到輕鬆而且情緒也極為舒暢。

從第十天開始，小便的次數又增加許多，隨著排尿次數的增加，胸部漸漸地縮小而且變軟。但是，尺寸仍然過大，在外人前仍然不敢拿下圍兜裙。

一個月後，上廁所的次數減少，一天固定為五～六次左右。但是，排尿時仍然感到非常舒暢。乳房的下垂也多少有些改變。同時，也不再感到那麼沈重，肩酸也消失了。於是試著拿掉圍兜裙到戶外走走。也許是過於緊張，只注意到自己胸部的關係吧，總覺得別人的眼光老是注視自己胸部。不過，已經沒有從前那種異色的眼光或想要觸摸的人。

經過了一個半月後，即使快步行走，胸部也不再有搖晃感。而且僵硬消失後，產生了彈力。我一再忠告她最好把胸罩拿掉。這一點對C小姐而言似乎需要極大的勇氣，她曾執意不肯拿掉胸罩。但是，經過一個半月，總算試著把胸罩拿掉。之後才感到從未有的解放感。據說，這時她才發覺胸罩不僅壓迫她的胸部，連她的心也束縛了。

「承蒙您的幫忙，改變了我整個人生觀，從前只為了躲避什麼，凡事都顯得消極。但是，現在我已經有自信，積極開朗的生存下去。」

C小姐某天打電話來向我如此致謝。

兩個月後有個機會碰到穿著洋裝的C小姐，她的胸部已經恢復到和自己的體型相稱的尺寸，不但可享受打扮的樂趣，也不再有肩酸的苦惱，真是快樂的不得了。她說從下個月開始要去擔任護士的實習生。並且已經不需要再穿圍兜裙了，可以堂堂正正地穿護士的白衣服工作。語氣中充滿著無比的愉悅和自信。

不但肥胖而且渾身是病

「氣流停滯時就會生病」這是氣醫學的觀念。事實如何呢？我們以下面的T・E小姐的例子做說明。

九年前T小姐的體格是個典型的肥胖者，身高一五四公分，體重六十公斤。而且身體也因肥胖而疾病不斷，她曾自嘲地說「彷彿疾病的批發商」。T小姐的確看起來臉色不佳，只要活動一下身體就必須躺下來休息。事實上，剛開始在練習導引術時也要他人幫忙。年紀才二十出頭，卻長了一副彷彿四十多歲主婦般的體型。

T小姐似乎是在高中一年級，母親逝世時中注意到健康的問題。活在沒有家庭主婦環境下的T小姐，據說那時才深切地體驗到主婦的健康對家庭是多麼重要。失去心愛的母親之後，T小姐除了上學外還要整理家務。由於親身地體驗，她深刻覺得人必須保持健康。

為了使身體健康，吃是最重要的。但是，結果是越吃越胖。

「由於肥胖，才造成身體百病叢生。所以，首先必須減肥……。」

因此，T小姐想盡各種辦法減肥。據說醋能減肥就猛喝醋……，又如市面上盛傳蒟蒻具有減肥效果時，每天三餐也以蒟蒻為主食。

「朋友建議我採行運動的健康法，我雖然也試過了，結果仍然不行。」

嘗試各種方法後，不但沒有見效，反而造成肩酸、坐骨神經痛、皮膚粗黑等不良結果。同時，便秘一如往常，有一隻眼的視力變得極差。

「我已經失去像其他女性一樣結婚生子的自信，既無夢想也無希望，我只渴望能回復健康的身體。」T小姐對健康的渴望與日俱增。

但是，像T小姐一樣，越渴望使身體回復健康時，即使進行任何飲食療法或運動，往往會落得操之過急而無法奏效的結果。這是「氣流」停滯的證據。有時變成拒食症，有時又吃得過多。想做運動卻因喘不過氣而無法持之以恆。到最後，什麼也辦不到。

街上的傳單是T小姐認識導引術的契機，T小姐雖然認為這和其它的健康法大同小異，不過仍決定試試看。

「我並沒有抱太大的期望，剛開始只是為了治療肩酸及視力衰弱，所以，只依照所指導的方式練習而不太熱衷。」

但是，經過一個星期練習眼睛的行法時，眼睛充滿了眼屎和淚水的混合物，鼻孔不停地流出混濁的鼻水。

「當時我嚇了一跳，霎那間我覺得導引術也許真能改變我的體質。但是，當時的我個性也極為彆扭，並沒坦率地向老師表明自己真正的心意，還向老師抱怨說肩酸的症狀一點也沒有好轉。」

據說T小姐雖然在口頭上抱怨，然而卻開始認真地練習導引術。除了早晚兩次之外，一有時間即活動身體並根據指導手冊上由足↓腰↓腹↓頭↓眼鼻的順序持續練習，果然，效果逐漸明顯地呈現出來。換言之，是因為T小姐本身的積極性，打開了封閉的「氣流」通道。這是她內在的變化所造成的相乘效果。

當時和T小姐一起做導引術的朋友，說她非常記得T小姐熱衷於導引術的狂勁。「她做得真是認真極了，做頸部的行法時，從下巴到頸項間一顆顆的汗水彷彿要滴下來一樣。」

這些汗水也許是從體內所激出來的「水毒」。

長年的便秘豁然暢通

不久，喜歡躲在象牙塔的她漸漸湧起年輕而積極的心，還產生了向新的行法挑戰的意願。但是，這也是令她意想不到的神奇體驗。

做新的行法時，T・E小姐突然感到一股強烈的便意。趕緊跑進廁所，結果拉了肚子。

和所有肥胖的人一樣，T小姐也患有便秘。經常兩、三天沒有排便，從來沒有像這樣腹瀉的經驗。既不是吃到不好的食品，神情也愉快，內心覺得不可思議。一到道場時，不久又感到便意。接連兩次腹瀉後，體力消耗許多。但是，T小姐在心情上反而覺得暢快，身體也變得輕盈。

「結果，當天在兩個鐘頭內腹瀉三次。」

其實，這是患有便秘的T小姐的宿便。

當內心的癥結消失時，心裡的感動是他人無法想像的。而且這變成起爆器一樣，使「氣」往好的方向擴散。

T・E小姐從此之後的轉變，在外人眼中簡直是一種神奇。龐大的身體急速地苗條起來，當時T小姐對於視力的回復遠此身材苗條更為高興。

「我記得當時體重還沒有多大變化，但是裙子或長褲的腰圍變得寬大，不再像以前那樣緊繃著。」

就在這個時候，有一天，T小姐報告說：「眼睛變成雙眼皮了。」練習眼睛和鼻子行法的人當中，也曾經有過單眼皮變成雙眼皮的人。原因雖然不得而知，不過，在此之前已經有過十幾個例子。T小姐獲得了意想不到的收穫。

除此之外，T小姐手腳上的黑斑也消失了，茶紅色的頭髮變得烏黑亮麗。個性變得開朗的T小姐，幾乎和以前判若兩人般地變得活潑。也經常聽朋友說：「妳變了哦！」

經過了十個月，T小姐的體重才出現變化，這一點比其他人較為緩慢。不過，這也表示出她的身體比其他人有太多不利的條件吧。開始練習導引術的一年後，減輕十三公斤，變成四十三公斤，這個體重經過十八年後的今天也沒有再改變。

「導引術的好處是不必忌諱任何食物，或吃什麼會變胖等問題。什麼食物都可以吃得津津有味，卻可自然地減少食量，也許是仔細咀嚼再進食而又沒有便秘的關係吧。」這是T小姐最誠實的感想。

二、減肥禁忌

晚上八點以後不要進食

多數的人都因為過食、過飲、過浴而傷害健康，除了三餐飲食外，每餐之間還吃點心。內臟是附屬於自己身體，所以不會鬧罷工的情緒。不過，這樣不停地吃，對它們是無情的傷害。所以，會鬧胃痛、腎臟機能不良、肝臟變硬（肝硬化）也是理所當然的。

飲食中最重要的是在一天二十四個鐘頭中，飲食要在十二個鐘頭內攝取，剩餘的十二個鐘頭是讓胃部睡眠休息的時間。

譬如，早上八點吃早餐的人，晚餐要在七點以前結束。年輕人（肢體勞動者）

可吃點心。不過，必須注意的是一天二十四小時中，晚上八點到翌晨七點之間的十二個鐘頭，即使是一杯水也不要喝。因為，我們必須給製造生命之源的消化作用，有充分的時間。

千萬注意不可快食

肥胖的原因除了因攝取過量的卡路里外，其原因是快食的習慣而導致肥胖的案例亦不少。

快速進食時，多半不會充分地咀嚼食物。換言之，肥胖者在進食時都不咀嚼食物，而且在口內的食物還未完全吞入喉內時，又不停地把別的食物塞進嘴巴。

有關這一點有一項極為有趣的調查報告。根據聖瑪麗安娜醫科大學的中村丁次教授的調查，據說進食同量、同樣內容的食品時，肥胖的女性所花費的時間是十一分到十三分，一般的女性則花費十五分到十八分。食物在口內咀嚼次數平均是肥胖的女性八・一次，而普通人則是九・四次。據說中村所領導的小組實行吃一口東西在口內咀嚼二十次的習慣，經過二十週左右平均減輕了四・六三公斤的體重。

進食一定的食量時，腦內的滿腹中樞會受到刺激，而發出「對不起，肚子飽了，不想再吃」的指令。但快食的人，在滿腹中樞發出指令前大口大口地進食，往往吃得太多。肥胖者必須改正這種不良的飲食習慣，才能達到減肥的效果。

三、「氣」可隨心所欲地減肥

部分減肥

即使減肥後變得苗條，如果人並不因此而變漂亮則毫無意義。變瘦並不難，但是，該瘦的部位不瘦不行。

「減輕××公斤了」「終於可以穿牛仔褲了」在減肥後有這些成果而大為欣喜。然而，若是乳房凹塌、臀部扁平則失去減肥的意義。

在此，最想強調的是利用導引術可使想瘦的部位變得苗條。換言之，所謂部分減肥，是指身體中該瘦的就瘦，不該瘦的部位不會變瘦。

對年輕女性而言，大概沒有人不在意自己胸部的外型與分量吧！或許有人是唉嘆「胸部太大而造成肩酸」，然而有更多的女性其煩惱是「想擁有一副堅挺的胸部」，而且她們會認真地找人商量這個問題。

下面是某女性的經驗談。

「有一本書上面寫著可以使胸部變得高挺的方法，我試著做看看，結果弄得乳房潰爛，真倒霉。」

那個方法是用膠帶把乳房架高，以維持高挺的狀態，然後再穿上胸罩。「那時剛好是夏天，汗流得多，貼有膠帶的部位像長了汗斑一樣。」而且每天要被迫採取過分勉強的姿勢，那段日子一定像苦行僧一樣倍受煎熬。

如果利用「氣」的減肥法時，胸部有何變化呢？

一般而言，大都以為瘦的人胸部扁平，而肥胖者多半乳房也肥大。其實並不盡然。導引術最重視將乳房回復到當事者天生所擁有的自然形狀。因此，可能此當事者所渴望的形狀較大或較小。不過，這是最自然的形狀，當然有其應有的尺寸。而且毫無疑問地是健康的乳房。

本節就是要教導各位利用導引術達到部分減肥的效果。

消除贅肉

女性婀娜多姿的身材可說是一項「藝術品」，這也正是自古以來有許多藝術家把女體做為作品主題的緣故。

但是，最近也許是因為物質生活豐富的關係，似乎有不少女性為了身體上的贅肉而煩惱。身體產生贅肉是違反自然的不健康證據。身體若健康，任何人都保有優美的體態，而且沒有肥胖的煩惱。

在藥局經常可看到標榜「減輕××公斤的減肥藥」或「減肥茶」等減肥的藥品、食品、飲料。同時，街道上也到處可見「減肥體操教室」之類的廣告。

由此可見，女性對於如何使自己苗條、保持苗條身材的強烈渴望。

實際上有些女性為了維持苗條的體態，強自忍耐自己所喜好的食物而做飲食的限制，甚至動手術割除身上多餘的脂肪，徹底向自己身體挑戰。但是，碰到美味可口的食品立即大快朵頤，結果祛除的脂肪又生出來。所以，這都只是對症療法，無

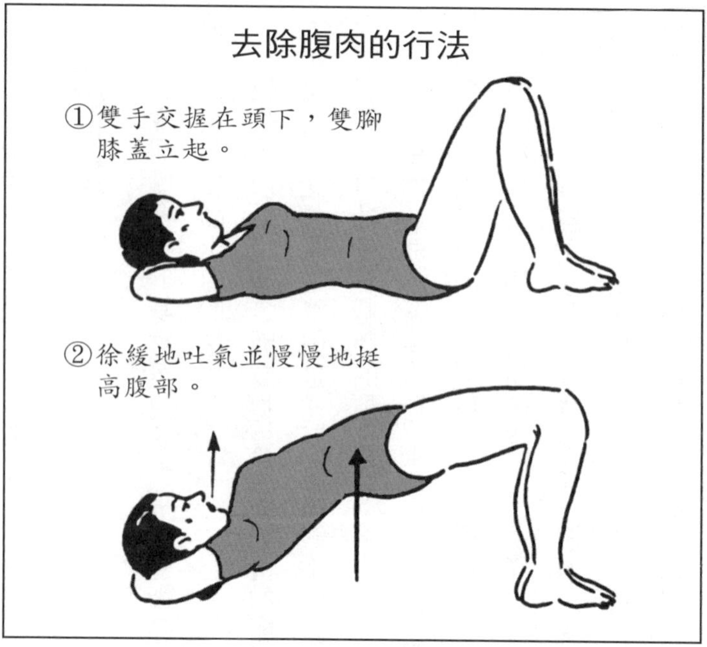
去除腹肉的行法
①雙手交握在頭下，雙腳膝蓋立起。
②徐緩地吐氣並慢慢地挺高腹部。

異是在浪費時間與金錢。

道家的美容術和這類對症療法不同，它是累積五千年的經驗而傳承下來的綜合性健康法之一，可以讓人保持自然的美麗並尋回曾經失落的的青春。因此，無需刻意做飲食限制亦能保有美麗的體態。

若有人渴望凸起的腹部稍微凹陷的話，建議您立即實行下列的行法：

•去除腹肉的行法

①仰躺而臥。

去除肩肉的行法

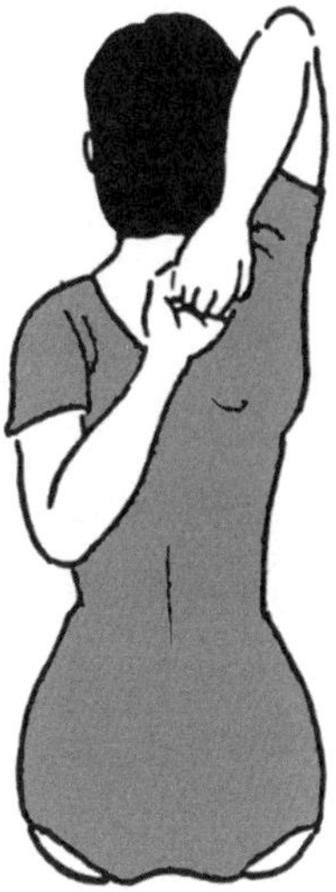

保持正坐的姿勢，雙手在背部交握，維持這個姿勢數到三十，左右手交換位置反覆同樣的動作。

②雙手交握置於頭下，雙腳膝蓋立起。

③保持這個姿勢徐緩地將腹部挺高，這時的要領是儘可能地徐緩吐氣並慢慢地挺起腹部。

④吐氣完畢時再慢慢地回復到原來的姿勢。

⑤反覆練習這個行法三次。

•去除肩肉的行法

①保持正坐的姿勢。

②一隻手舉高繞到後方，另一隻手由下方繞到背部，雙手在背中央緊緊交握。

③保持這樣的姿勢，數到三十時再回復原位。

④接著左右手交換進行同樣的動作。

⑤這個行法左右各做三次。

以上兩個行法早晚各做一次，持續一個月。

比起利用整型手術或藥物的減肥法，持續行法所完成的自然美是無法比擬的。利用化粧或整型所呈現出的美，會令人立即感到厭膩。但是，施行行法所產生的女性美，是永遠不使人生膩的自然美。

肥胖的消除與預防

許多人認為「肥胖的原因是過食」。據說人體攝取的卡路里比消耗的卡路里多，因此，剩於的卡路里變成脂肪屯積在體內而造成肥胖。

但除此之外，還有一個造成肥胖的重要原因，那就是排泄能力的衰弱。

至於造成肥胖的第一個原因——過食是因何造成的？那是因為胃腸失去活力的緣故。這種說詞似乎有些因果顛倒，不過，失去活力的胃腸彷彿是鬆弛的橡皮氣

按腹的行法

仰躺而臥，豎立雙膝。用手掌在腹部輕揉20～30次後，雙手手指併攏，依右圖的位置由下往上按壓。

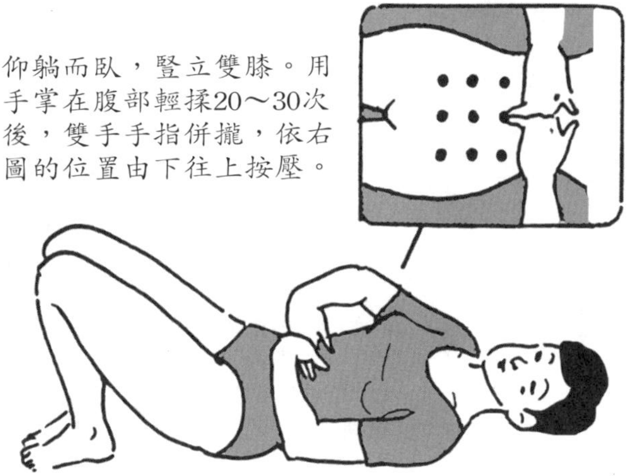

球，受容力大，不論吃得再多也無法獲得飽腹感。因此，不停地吃而造成惡性循環。

再加上身體的排泄能力衰弱，因此，過量的食物永遠殘留在體內，身體的機能不得已只好將它轉變成脂肪的形式給予處理。那麼，該怎麼辦才好？最好的方法是回復胃腸的活力。而「按腹的行法」具有回復胃腸活力的驚人效果。

●按腹的行法

①仰躺而臥，豎立雙膝，這時將腹部的衣物解開。

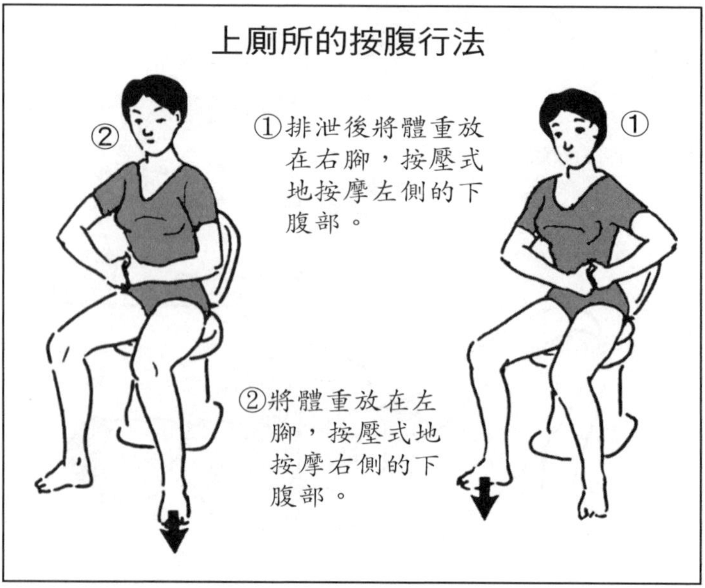
上廁所的按腹行法
②
①排泄後將體重放在右腳，按壓式地按摩左側的下腹部。
①
②將體重放在左腳，按壓式地按摩右側的下腹部。

②用手掌在腹部輕輕地按摩二十～三十次。

③雙手手指併攏直立，在腹部分為縱向三等分、橫向三等分，由上往下依序按壓，當手指離腹時要徐緩地吐氣。

另外，盲腸或胃腸動過手術的人絕對不要做③。

●上廁所的按腹行法

施行按腹行法，上廁所時也要按摩腹部。以促使排便順暢或腸內的殘渣。在廁所時做下面的行法。

①排出小便、大便後，將體重放

在右腳上，反覆以按壓的方式按摩左側的下腹。

②接著把體重擺在左腳，以按壓的方式按摩右側的下腹。當手離開腹部時吐氣。按摩腹部時發現有硬塊，那是宿便，反覆按摩數次後即可順暢地排出宿便。

有些人練習按腹時，因為出現攙雜有黑血的糞便而大為吃驚，其實那是長期黏著於腸壁的宿便，這些老廢物完全排出後，以往具有習慣性肩酸的人也會脫胎換骨似地變得健康。

消除腹部的鬆弛

對女性而言，最在意的是臉上的皺紋和腹部的鬆弛。皺紋是因細胞衰弱或死亡所引起，至於中年期的腹部鬆弛也是同樣的原因。當腹部鬆弛時，必須警覺那是細胞已經開始老化的徵兆。

消除腹部的鬆弛可促進細胞的機能活潑，使皮膚回春。其中以推拿的方法最具效果。所謂推拿是指「抓捏、摩擦」，是一般的按摩。這個行法並不是採按壓的方式，因此，內臟、盲腸動過手術者也可練習。

腹部的推拿

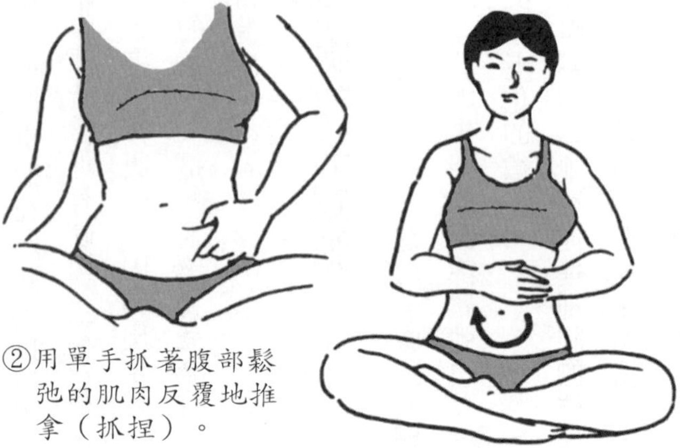

②用單手抓著腹部鬆弛的肌肉反覆地推拿（抓捏）。

①以盤坐的姿勢用手掌在腹部按摩30～50次。

• 腹部的推拿

①採取盤坐（雙腿交疊的姿勢、參照附圖）的姿勢，雙手溫熱後直接用手掌在腹部按摩三十～五十次。

②接著用單手抓住腹部鬆弛的肌肉，在整個腹部推拿。

③推拿完畢後再將雙手摩擦溫熱，和①同樣地在腹部按摩數次。

另外，要仔細地抓捏鬆弛較為嚴重的部位。剛開始會感到疼痛，不過疼痛感會立即消失。但是，生理中或懷孕者不可做這個推拿。這個行法非常簡單，一有空閒可反覆練習，持續二、三週後，皮膚會明顯地恢復活性，不再鬆弛而具有彈性。若能和前述的「去除腹肉的行法」一併練習更具效果。

事實上，有些人自從練了這個行法之後，裙子已不合適，必須換穿年輕時的裙子。

美化胸部

美麗的胸部是女性永遠的願望。而大小適當、外型完整的乳房可說是女性美的象徵。

不過，乳房過大或太小都不行。太大是水毒聚積其內的證據，多半有肩酸等煩惱。相反地，胸部像飛機場是發育失去平衡的關係，也不是健康的現象。

那麼，如何保有大小適當又具彈性的美麗胸部呢？方法簡單，只要給予按摩。

按摩乳房時，讓丈夫或情人代勞效果更大，不但可回復活力，還可使肌肉結實。同樣地也可預防乳癌。

按摩乳房的行法

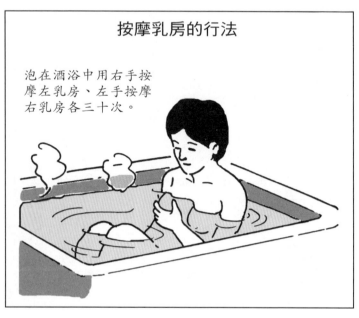

自己按摩時可使用推拿的方法。這個行法在澡盆內或泡酒浴中練習更具效果。只要持續一個月，即可使外型美觀，具有引以為傲的乳房。若能和使雙腳修長的行法一併練習，效果更高。

●按摩乳房的行法

泡在酒浴中緩慢地按摩乳房，用左手按摩右乳房，右手按摩左乳房。左右乳房各按摩三十次左右。

這個行法可使過大的乳房縮小，相反地使扁小的乳房變得豐腴，下垂的乳房會變得高挺，使妳的乳房適中與身材搭配，倍增女性的魅力。乳房下垂也可能是胃下垂造成的，因此，若覺得有此可疑的人最好併用「按腹的行法」。

提高臀部曲線

最近有許多人愛穿著牛仔褲，緊繃的臀部在跨步行走間顯得極為灑脫美麗。但是，東方女性的臀部，常有下垂的傾向。尤其是隨著年齡的增長，漸漸失去彈性。這樣會使魅力大為減低。在電視的ＣＭ中經常可見能提高臀部曲線的內衣新製品，不過，利用導引術即可輕易地使鬆弛的臀部回復原有的彈性，並展現迷人的曲線，愛美的女性務必試試看。當然，男性也可試試看。

●美化臀部的行法

①仰躺而臥、豎起雙膝。

②雙手抱住膝蓋，由口吐氣時慢慢將雙膝蓋往胸部抱緊。這時要注意雙腳腳掌要岔開。

美化臀部的行法

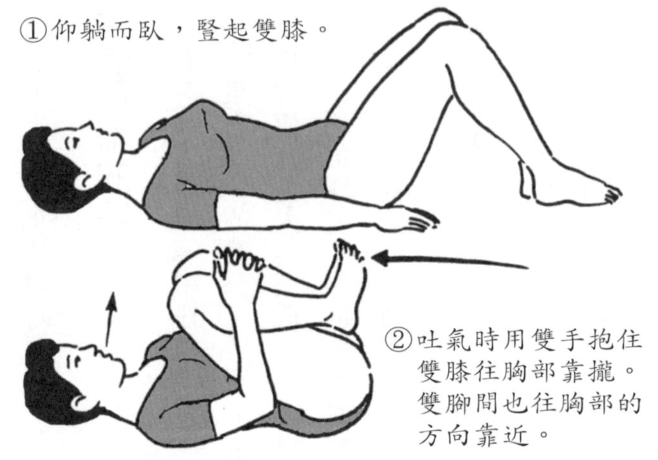
①仰躺而臥，豎起雙膝。
②吐氣時用雙手抱住雙膝往胸部靠攏。雙腳間也往胸部的方向靠近。

③吐氣完畢後閉上口，鬆弛雙手、雙膝蓋及雙腳掌。

如此反覆五、六次。要領是大腿部要靠近胸部，而將腳掌儘量岔開，這也是治療骨盆彎曲的方法。

另外，提高臀部若能消除使臀部下垂的原因，更具效果。便秘或痔等也可能是臀部下垂的原因。有這方面疾病的人，除了實行基本行法之外，若能和「治療痔的行法」和治療便秘的「按腹的行法」一併練習，則能更加提高使臀部高挺的效果。

也許有人會懷疑「治療痔的行法為何對提高臀部會產生效果呢？」事

實上，臀部下垂的人多半患有痔疾。反過來說，是因為痔而使下半身的氣血不暢，使臀部下垂。有許多女性因生產而使臀部原有的曲線發生扭曲，這是因為生產時用力過多而造成痔疾的關係。

另外，若有便秘的人也容易產生痔。因此，為了保持美麗的臀部曲線，應利用「按腹的行法」使每天的排便順暢。臀部下垂的原因也許是出乎各位意想不到的地方，不過，從實際的體驗就能發覺其效果的神奇。

●治療痔的行法

①雙腳打開與肩幅略寬的位置挺直站立。

②用單手的小指和無名指的指腹按在雙臀的分界處，上下顫抖似地彷彿電子按摩器一樣用力來回摩擦約一分鐘。

③換另一隻手做同樣的動作。

左右手各做五次約十分鐘，一天練習二、三次。在排便後或上廁所時練習。

治療痔的行法

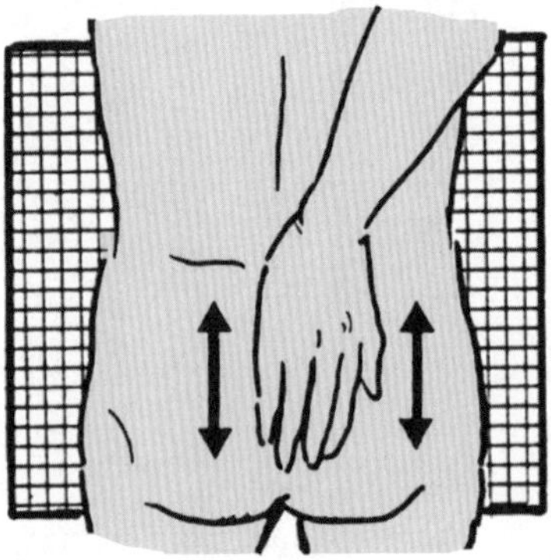

①雙腳打開與肩幅略寬的位置挺直站立。

②用單手的小指和無名指的指腹按在雙臀的分界處，好像電子按摩器一樣摩擦一分鐘，接著換另一隻手反覆同樣的動作。

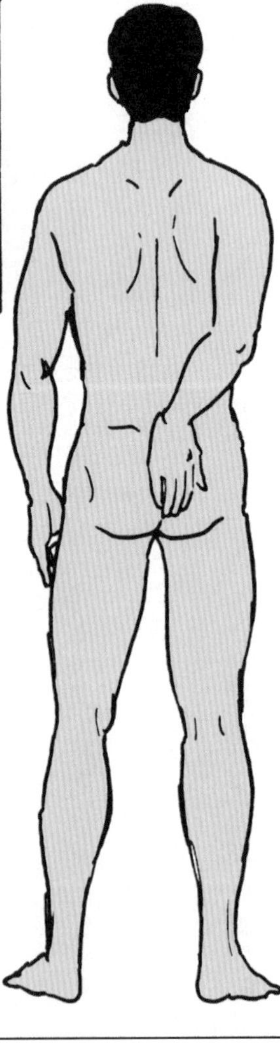

經驗談

消除贅肉後擁有深具魅力的臀線

我是二十三歲的ＯＬ，大學畢業在公司上班之後經常運動不足。

當時我穿著泳裝時，猛然地發現自己的臀部長了贅肉又下垂的慘狀。本來我的臀部就較大，因此，泳裝深陷在肌膚裡，彷彿臀部旁邊長著胸脯一樣，雙腳相形之下顯得矮短，令我深受打擊。因此，我決定練習朋友介紹的導引術。導引術的動作簡便、自然是我中意的地方。

第一天我按摩腳部，驚訝地發覺腳的顏色產生變化，混濁的肌膚也變白了。

第二天我將全套的行法練習完畢。其中頸項的行法最令我感到吃力，想不到自己的身體這麼堅硬。回到家後排出許多茶褐色的尿液。

一個星期左右，尿液、大便的分量增多，同時，身體變得輕盈，腳步也輕快，彷彿長翅膀一樣覺得十分舒暢。令人吃驚的是臀部緊縮，曲線上揚了。

以往穿著套裝時，總覺得不夠挺拔，似乎是下垂的身體曲線所造成的。最近常穿褲裝，全身彷彿由上面用線拉著一樣現出極魅力的曲線，內心感到無限欣喜。

使粗腿、小腿修長

肥胖者在服飾上的煩惱總是特別多。例如，因大腿太粗無法穿泳裝、迷你裙。不僅是時髦的問題，到了夏天因為大腿過於肥胖，大腿裡側會摩擦。或因上下樓梯感到辛苦，對健康也有極大的影響。

大腿部過於粗肥，大半是腎臟和膀胱系的機能遲鈍所造成的。

因此，首先必須治療這些內臟的不適。

利用下面的行法即可簡單地消除腿粗的煩惱。

•使粗腿修長的行法(1)

①伸直雙腿而坐，雙手輕輕握拳。

②用握住的雙拳從臀部往大腿、膝蓋關節、腳掌依序敲打，這時上半身要自然

使粗腿修長的行法(1)

①伸直雙腳而坐，雙手輕輕握拳。

②用握住的雙拳由臀部→膝蓋關節→腳掌的順序敲打，上半身自然地往前傾。

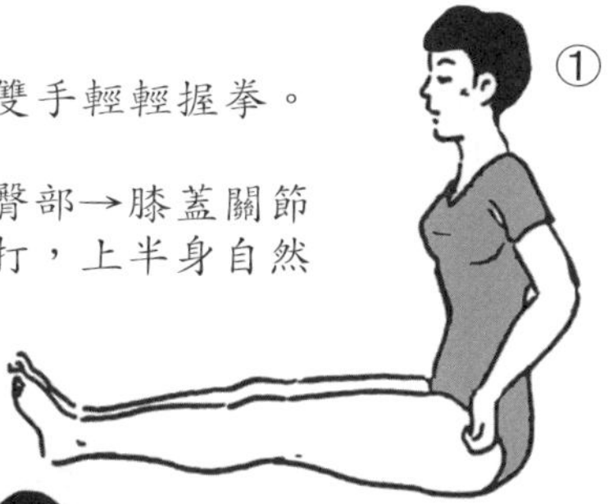

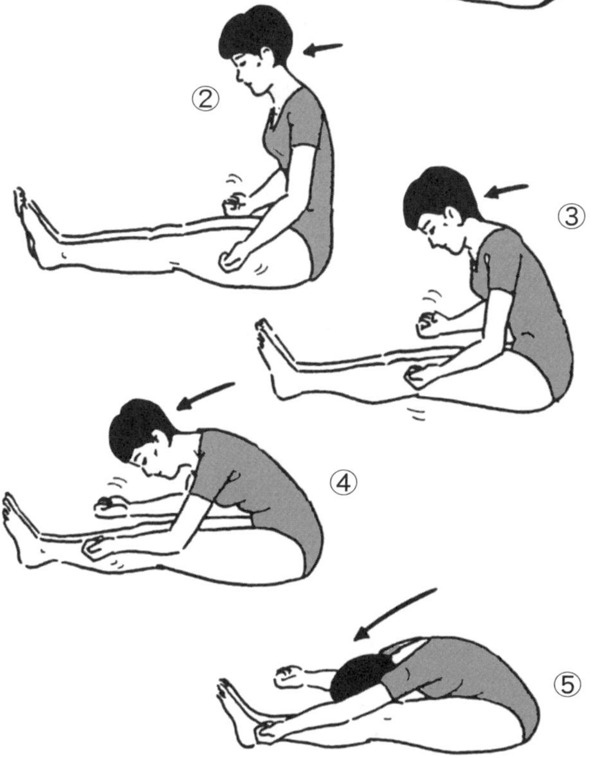

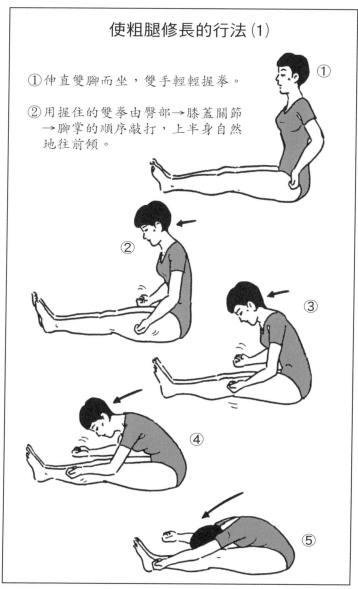

地往前傾。

這個行法可促進腎臟、膀胱系的機能活潑，同時對於女性特有的風濕、靜脈瘤等的預防、治療也有效果。

另外，在酒浴中最好進行下面的行法。

•使腿修長的行法(2)

①用左手手掌按住右腳的大腿，用右手按摩左手按住的部位上方。左手再慢慢地往膝蓋方向移動，右手跟在左手後方，也往膝蓋的方向按摩下去。

②移動到膝蓋時，按著反向往大腿的方向移動，同時右手也跟著按摩上去。左手的手掌慢慢地移動追趕右手，徐緩地如此上下按摩三次至五次。

③用右手手掌按住左大腿，左手手掌則以上述的方式按摩。

若能和下面的行法併用，這時肌肉會顯得肥大起來，不過，不久即產生彈性。效果顯著時皮膚可能有鬆弛的現象。不過，立即會緊縮不用擔心。

使大腿修長的行法(2)

①用左手掌按住右腳的大腿，用右手按摩左手按住的部位的上方並慢慢地往膝蓋移動。

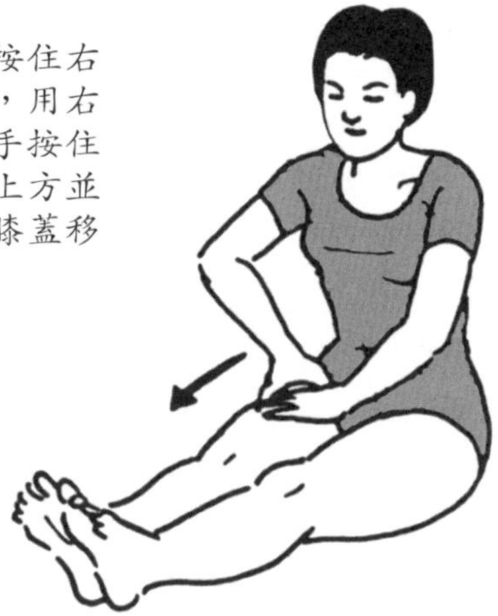

②由膝蓋往大腿的方向按摩上去，改變左右手按摩左大腿。各上下按摩三～五次。

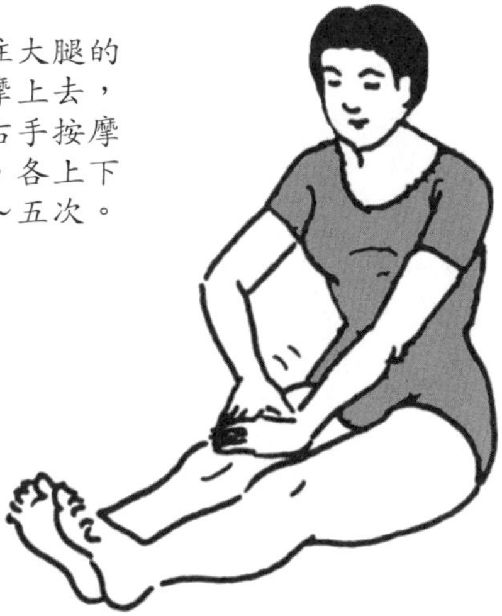

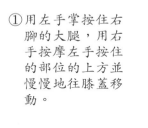

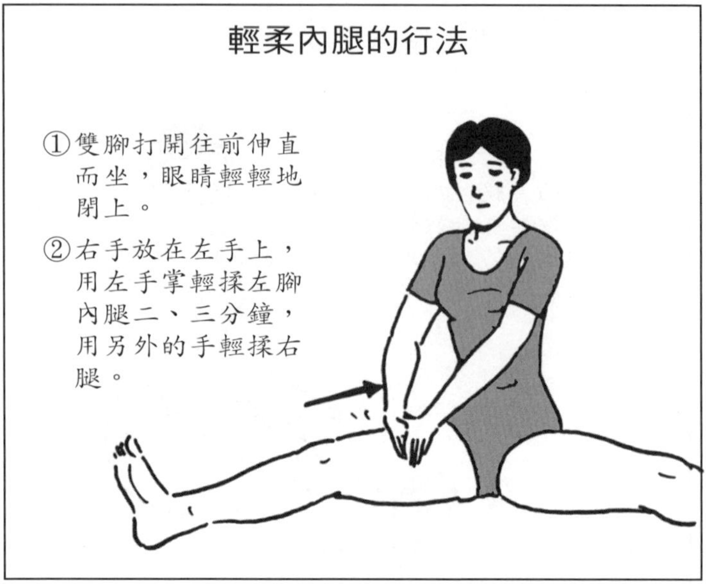
輕柔內腿的行法
①雙腳打開往前伸直而坐，眼睛輕輕地閉上。
②右手放在左手上，用左手掌輕揉左腳內腿二、三分鐘，用另外的手輕揉右腿。

• 輕揉內腿的行法

①雙腳打開往前伸直而坐，眼睛輕輕地閉上。

②右手放在左手上，用左手掌在左腳的內腿輕揉二、三分鐘。

③接著把左手放在右手上，用右手掌在右腳的內腿輕揉二、三分鐘。輕揉內腿的要領是從膝蓋關節部位往身體方向搓揉。逆向搓揉不會產生效果。早晚各一次，一天至少做兩次。

另外，有蘿蔔腿的人可在澡盆裡按摩。不過，小腿是重要的部位，必須注意不可過分用力，要緩慢地按摩。

何以必須輕揉地按摩小腿呢？

武術中有利用穴道使人活命的「活法」，也有藉此傷害人的「殺法」。而殺法的穴道並不全是活法的穴道。位於小徑上的穴道是動功術使用於殺法的穴道。因此，若利用動功術的技巧攻擊這個部位，可以使對方立即死亡，而且這個部位是難以掌握死因的可懼要害。

創造腳線美

有許多人以為雙腳肥大是脂肪太多，事實上，是水毒使腳變得粗大。因此，只要將水毒排出體外，就能使雙腳變得細瘦。其方法是做按摩腳的行法。

・腳部按摩的行法

①伸直單腳，另一隻腳搭在其上。

②用拇指和食指對搭在上方的腳趾頭，由腳拇趾到小趾依序緩慢地按摩。

腳腕緊縮的行法

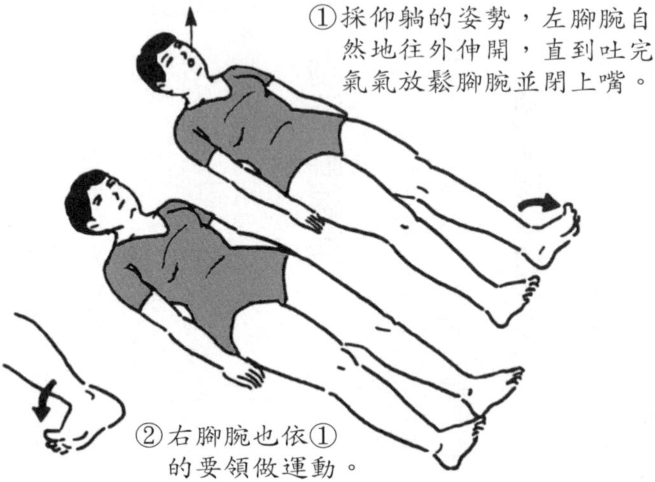

①採仰躺的姿勢，左腳腕自然地往外伸開，直到吐完氣氣放鬆腳腕並閉上嘴。

②右腳腕也依①的要領做運動。

③腳底用雙手的拇指充分地指壓後，將腳掌做前後的扭曲運動。

④抓住腳趾繞轉腳掌。另一隻腳也以同樣的方式進行。

除了腳部按摩的行法之外，接著介紹使腳腕緊縮的行法。

●腳腕緊縮的行法

①仰躺而臥，吐氣時左腳腕自然地往外伸開，吐完氣後放鬆腳腕並閉上嘴。

②右腳腕依同樣的要領做動作。

左右腳交互各做三次。另外，走太多路回到家後立即做這個運動，這時左右各做一次即可。慢慢地腳腕會有緊縮感。

這個行法和「腳部按摩的行法」同樣地對靜脈瘤具有療效。因此，中年過後的女性最好身體力行，持續做這兩個行法，必定能創造出女性的腳線美。

經驗談

消除腿粗的煩惱

我今年三十四歲，是一名家庭主婦。自從小學有一次嬸嬸說我的腳粗之後，腳粗就變成我一生揮之不去的煩惱。

和朋友並排照相時，即使擺出女性雜誌封面模特兒常有的苗條姿態，也無法蒙騙照相的老實。而且，由於經常在滑雪中扭傷腳部，腳掌變得腫脹。正坐時立即感到酸麻，參加茶道更是一種折磨。因此，我決定開始練習導引術。剛開始腳掌幾乎無法動彈，按壓腳底也沒有任何感覺，按壓趾頭只感到疲憊而已。然而我每天持續練習，經過一、兩個禮拜的某一天，我發覺上下樓梯時，腳步變得輕盈了。

於是我便振作起精神，把基本行法和按摩腳部的行法一併練習，結果以往穿起來相當緊的鞋子，也變得鬆大。而且，不需要穿戴使身材堅挺的束腹了。

也許是因為這樣使血流暢通，專心練習行法時，心情也變的舒暢起來。

有一天，朋友告訴我：「妳的腳好像變苗條了。」我有些半信半疑。然而附近的太太也說：「腳掌緊縮起來，大腿也變得苗條了啊！」我才發覺這不是夢，而是腳真的變苗條了。從此，對自己的身材產生信心了。

消除體毛過多過長的煩惱

對女性而言，體毛過多可能也是煩惱的原因之一。一般身心健康女性的軀體是潔淨的。如果長有黑色的體毛或體毛過多，應該是身體上有所異常。

其中不乏是因疾病或藥品所造成，不過，最常見的是飲食生活上的問題。肉食為主的歐美人為何常有多毛的人，原因就出在其飲食生活。最近，東方女性也有這種傾向，所以，改善飲食生活也是方法之一。因黑色體毛感到煩惱的人可利用摩擦的行法即可發揮效果。體毛太長的男性也務必試試看。

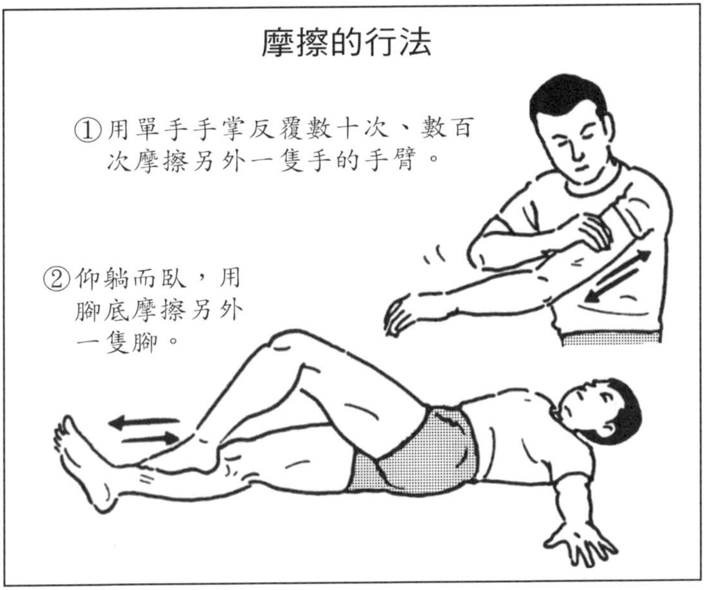
摩擦的行法
①用單手手掌反覆數十次、數百次摩擦另外一隻手的手臂。
②仰躺而臥，用腳底摩擦另外一隻腳。

●摩擦的行法

①用單手的手掌反覆數十次、數百次摩擦體毛較多的手臂。

②腳毛較多的人可仰躺而臥，用腳底摩擦另外一隻腳。依同樣的要領再摩擦另外一隻腳。

這個行法並不一定一天要做幾次，只要時間允許盡量做。一天若能實行兩個鐘頭以上，效果極為顯著。另外，這個行法在出汗時不會達到效果，因此，天氣炎熱出汗時用毛巾一邊擦乾汗水後再做。

這個行法的去毛效果有個人差

異。有些人會部分脫毛，有些人則整體的毛變少。脫毛是指該部位的邪氣消除，血氣的流暢恢復正常的證據。

經驗談

只按摩腳部就治療了多毛的煩惱

剛開始我真無法相信只按摩腳部就可消除長久以來因體毛過多的煩惱。以前即使穿上褲襪，腿上黑長的毛仍然清楚可見，令我感到十分為難。雖然試過各種方法卻沒有任何效果。就在這個時候有人勸我練習導引術。我的朋友說一定有效果，而我則是半信半疑。因此我只試了一隻腳。

但是，效果令我大為驚訝。練習行法的隔天體毛就開始脫落，僅只一個禮拜我的腳變得光滑柔嫩。從此之後，我經常向人推薦導引術的神奇行法。

現在即使不穿絲襪也無所謂

我現年二十一歲，在擔任護士的工作。由於職業的關係，常穿著短袖的制服，然而手臂的體毛是我最感到煩惱的地方，常用刮鬍刀清除，甚至想要做永久脫毛，這時碰巧在書店找到了一本《導引術入門》。根據書上的說明實行約一個星期後，手臂的體毛一掃而光，連自己都感到驚訝。現在也能穿著沒有袖子的衣服，我非常感謝導引術的神奇效果。

保持手肘、膝蓋的乾淨

一般而言，位於手肘、膝蓋的皮膚因長著許多細小的皺紋，給人堅硬而污黑的印象。不過，這些部位變得污濁並非容易沾染污垢的緣故，而是古老、污穢的血液蓄積所造成的。

人體內約有二百條筋骨。但是，在日常生活中只使用其中的十二或十三條筋。同時，有十二個大關節、三六五個小關節，這些關節的部位是血液很容易瘀積的地

使手肘、膝蓋變乾淨漂亮的行法

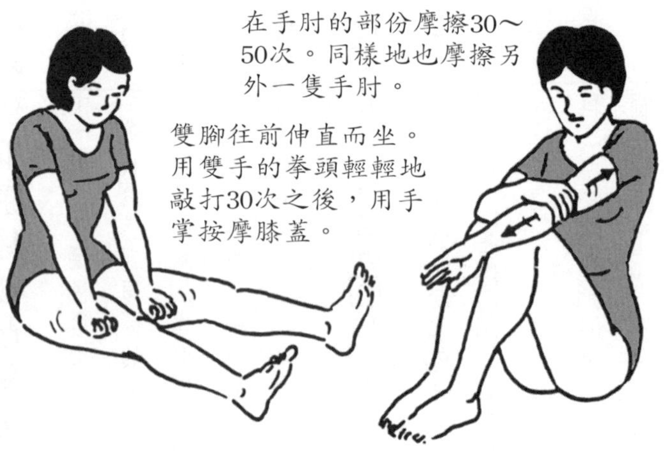
在手肘的部份摩擦30～50次。同樣地也摩擦另外一隻手肘。
雙腳往前伸直而坐。用雙手的拳頭輕輕地敲打30次之後，用手掌按摩膝蓋。

方。因此，出現手肘或膝蓋變黑、變硬，甚至產生疼痛而出現關節風濕等症狀。因此，使血液順暢即可預防這些症狀。

•使手肘潔淨漂亮的行法

①雙手掌搓揉至溫熱後，用一隻手的手掌摩擦另一隻手的手肘三十～五十次。

②另外一隻手肘也以同樣的方式摩擦三十～五十次。

•使膝蓋漂亮的行法

①雙腳往前伸直而坐。

②用雙手的拳頭輕輕地敲打單腳的膝蓋關節三十次。
③依同樣的方式輕輕地敲打另外一隻膝蓋的關節。
④敲打完畢後雙手手掌摩擦使其溫熱，用手掌在膝蓋上摩擦二十～三十次。
⑤同樣地摩擦另一隻腳的膝蓋。

敲打膝蓋的行法是促進關節血液循環的有效方法。

美化手、手指、指甲

雖然面貌姣好、身材均勻，然而雙手皮膚粗糙、長滿瘡斑，則一切美麗形象將遭破壞殆盡。

那麼，該如何保持雙手的美麗呢？只要實行下面方法即可。這個方法可在談天時或利用搭車的時間來做。

手變漂亮時指甲的顏色也會自然呈粉紅色，不需要再擦指甲油。一定可以使您擁有一雙青蔥般柔嫩的小手。

手背摩擦法　　手指按摩法

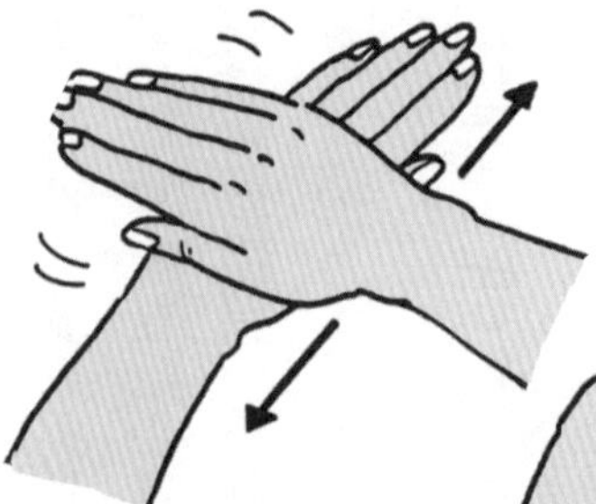

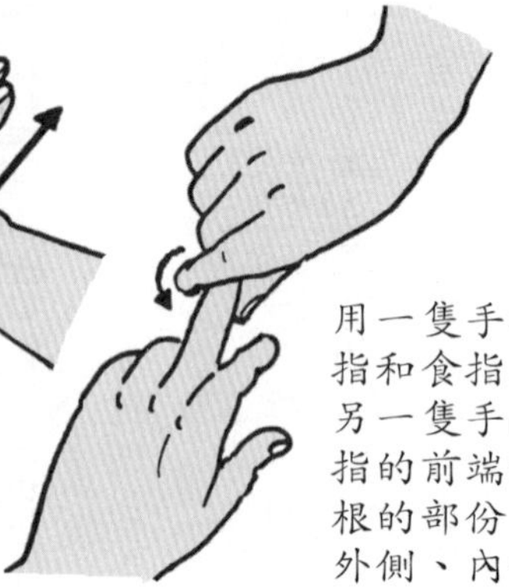

用右手手掌摩擦左手的手背。另一隻手也以同樣的方式摩擦。

用一隻手的拇指和食指夾住另一隻手的拇指的前端和指根的部份，往外側、內側繞轉地按摩。然後依序按摩到小指。

• 手背摩擦法

①用右手手掌摩擦左手的手背。摩擦數十次。

②接著用左手手掌同樣地摩擦右手的手背。

• 手指按摩法

①用一隻手的拇指和食指夾住另一隻手的拇指的前端，往同一個方向繞轉地按摩。

②往反方向繞轉，完畢後再夾住拇指的指根，反覆和①同樣的運動。

③接著以同樣的方式按摩食指，

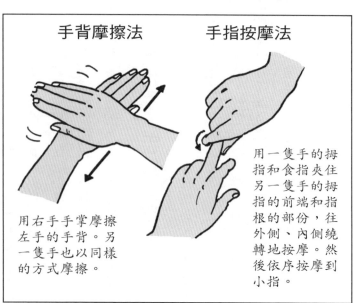

然後依序按摩到小指。

④當五根指頭按摩完畢後，依同樣的要領按摩另一隻手的五指。

經驗談

不戴手套也能放心地接觸水或清潔劑

我是高中的老師，由於經常使用洗潔劑清洗拿粉筆或做完家事後的手，雙手變得非常粗糙。手掌的皮膚變薄，到處出現皸裂，像香港腳一樣地皮膚剝落，破皮的部位出現裂痕，裡頭透著血絲。用水時會感到炙痛，同時連頭也覺得疼起來。

冬天時症狀更為嚴重，不過，即使到了夏天也沒有多少的改善。我放下一切的工作接受塗藥、包紮的治療，甚至做紫外線照射，也沒有任何好轉。

這時，偶然在書店裡看到導引術的書，於是立即接受指導。學習了促進全身氣血流暢以治疾病的基本行法和泡酒浴的方法。

泡在酒浴中手掌的裂口不再感到疼痛，連頭部也覺得舒暢。在澡盆裡雙手互相搓揉，有時按摩整個手掌，有時一根根地按摩手指頭。

持續數次後，手上的裂痕完全治癒，手掌的皮膚也不再剝落了。

經過三個月左右，不論掃除、洗衣服、或做任何家事，手上的皮膚不再出現皸裂。現在即使赤手使用清潔劑也無所謂。酒浴的效果不僅美化了手，同時還使全身的肌膚也呈現潔白的光澤。

消除黑斑、雀斑

皮膚再怎麼漂亮的人，多少也會有一點黑斑、雀斑。

黑斑、雀斑多半是疲勞或老化所造成的。因此，如果只治療表面並無法根除。

下面的方法不僅可以消除臉上的黑斑、雀斑，還可以由內部調整身體的機能，使全身的肌膚返老回春。

●黑斑、雀斑的清除法

①端坐（雙腳不重疊的盤腿姿勢）後——呼吸。

②由鼻吸氣時雙手交叉，手掌用力握住左右的膝蓋。
③停止呼吸，左右手離開膝蓋後雙手手掌重疊。
④用重疊在一起的雙手手掌輕輕地在腹部左右各拍打兩次，當無法再停止呼吸時迅速吐出氣來。以上的動作稱為一次，練習三～七次。

黑斑、雀斑清除法

端坐後——呼吸。

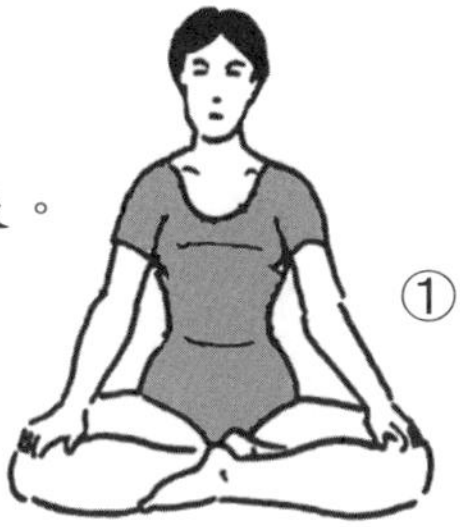

①

由鼻吸氣時雙手交叉手掌用力握住左右的膝蓋。

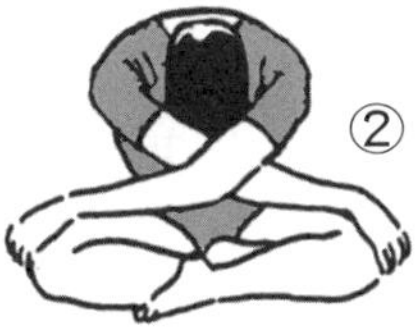

②

停止呼吸，左右手手掌重疊。

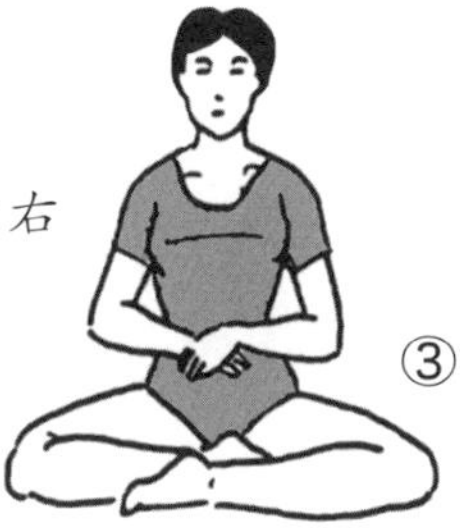

③

用重疊的雙手手掌在腹部的左右輕輕地敲打兩次。

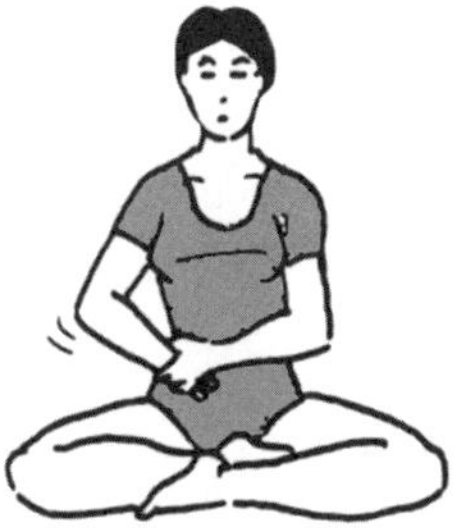

④

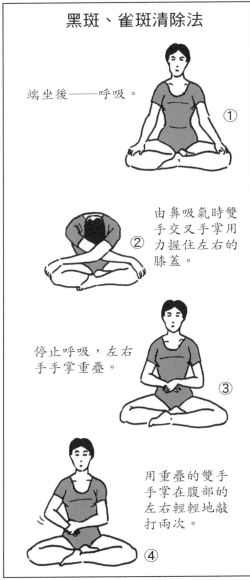

消除肉粒、肉繭的方法

皮膚上出現肉粒或肉繭都是身體不適所造成的，因此必須特別留意。肉粒是細胞異變所造成的，如果長在體內等於是癌。身體會頻繁地長出肉粒的人，必須由體內開始清淨。

長在臉上的肉粒等令人頗為在意，有些女性會動手術清除。但是，利用導引術不用動手術也可去除。

●去除肉粒的行法

①雙手往前伸直而坐，拇指藏在拳頭內輕輕地握住。

②左手用力舉高，右手按住肝臟的側邊。這時，睜大眼睛凝視左手的手掌。

③保持這樣的狀態，由鼻吸氣後停止呼吸，直到覺得痛苦時再由口吐氣，如此稱為一次，反覆這個呼吸七次。放下雙手，休息一下呼吸即可恢復正常。

早晚各做兩次，一個半月左右就不會長肉粒了。

至於繭或肉刺也和肉粒一樣，在美容方面頗引入在意，然而，這些都是因血液循環不好而使皮膚堅硬所造成的。

若在腳部長出肉粒或繭時，用拇指和食指從腳趾的拇趾到小趾依序地按摩。

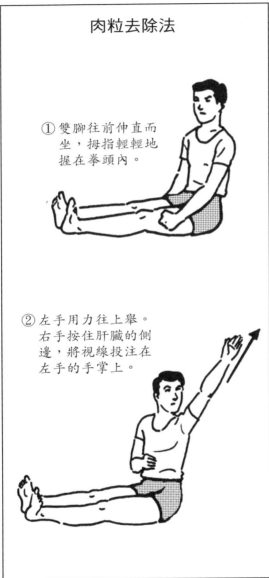

肉粒去除法

①雙腳往前伸直而坐，拇指輕輕地握在拳頭內。

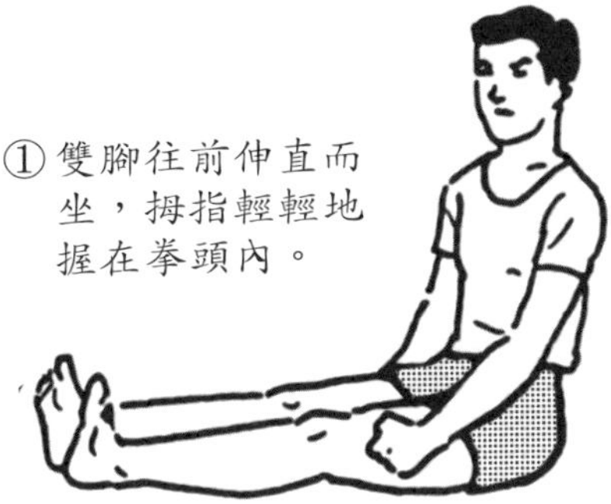

②左手用力往上舉。右手按住肝臟的側邊，將視線投注在左手的手掌上。

第四章
神奇的酒浴、腰浴效果

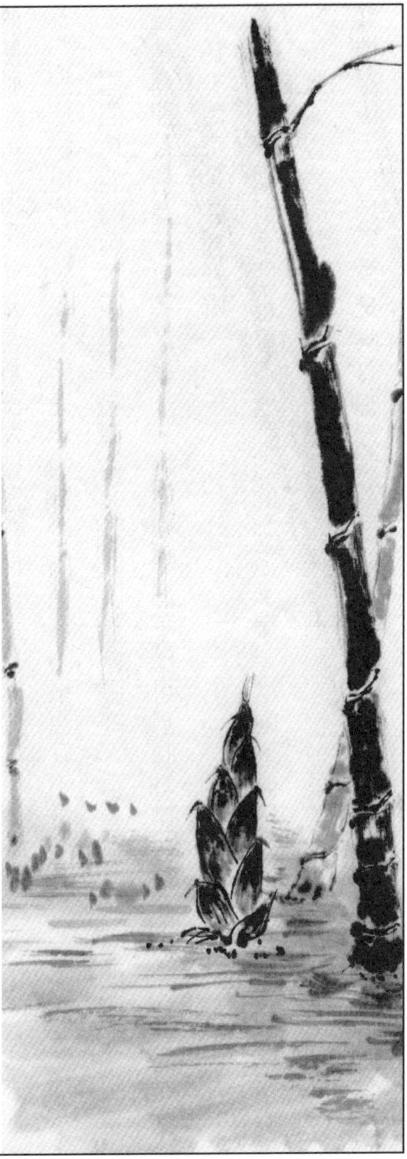

酒的神奇

肥胖的第一個原因是邪氣或水毒滯留體內，因而造成身體的障礙。不過，泡酒浴是解除肥胖煩惱的最有效方法。

當人體泡在酒浴內，酒氣會使毛細孔擴大而排泄出體內的邪氣。邪氣消除後血液不再混濁而變得澄清，並能和氣通暢無阻地循環於體內。如此一來，即可使臟器的活動變得活潑，使水毒無法滯留體內而排泄出來。

即使吃得過多，只要能完全的排泄出不要的東西就不會肥胖。

酒的功能的確了不起。喝酒後多數人臉頰會脹紅，這是氣血暢通的緣故。自古以來酒即被稱為「百藥之長」，適度地喝酒不僅可溫暖身體，還能消除精神緊張，可為身體帶來各種好處。

但是，酒對身體也會造成強烈的刺激。第一次喝酒時如果飲用過量可能會有嘔吐或意識昏迷的狀況。但是，喝過數次後會漸漸習慣並能體會陶然的醉意。而且，習慣之後人會忘了酒是具有強烈刺激性的物質。

喝完酒時氣血會變得暢通，不過，喝酒過量時會傷害胃腸或肝臟，最常見的例子是宿醉。

但是，泡酒浴卻不必擔心有這類副作用，它可以說是能最有效地發揮酒所具有的「使氣血暢通」功能的方式。

同時，除了酒浴之外，酒還有其他的使用法。譬如，按摩。其原始名稱「酒摩擦法」，其效果在中國五千年的歷史中已獲得印證，是脈脈相傳的導引術的秘法之一。尤其令女性趨之若鶩的是其美膚作用、體內淨化作用等驚人的效果，已獲得證實。

自古以來中國所留傳的健康書《醫心房》的房中術中就經常出現酒，同時，據說古代後宮的美女為了美容，都在澡盆裡拌酒做泡酒浴。

日本的武士之間也盛傳「以酒療傷」，而且變成生活中的一種常識。同時，在現代的實例中，日本職棒前中日球隊的矢澤健一選手，患有跟腱炎，惟恐隨時復發，利用酒按摩患部竟能神奇的復元了。

酒浴的製作法

一般家庭的浴室也可使用的酒浴製作法。

準備泡酒浴時並不需要什麼特別的方式。把洗澡水調到自己適合的溫度後，泡浴之前在澡盆裡加清酒（二級酒即可）〇・九公升，攪拌之後再入浴。

當身體感到溫熱時，離開浴盆沖清身體。和往常一樣洗淨身體後再回到酒澡內泡浴。

這時必須留意的是洗完澡後，要將身體擦拭乾淨。尤其是頭、腋下、長陰毛的部分要用乾的浴巾清除水分。因為泡完澡後著涼多半原因體毛潮濕，體內從潮濕的體毛吸收冷空氣所引起。

另外，必須注意的是洗澡水的溫度。洗澡水的溫度以適合自己的溫度為基準，過於高溫反而有害，四十二度左右最為理想（不僅是酒浴，一般的泡澡水也是一樣）。喜好高溫的洗澡水，容易染患循環器系的疾病，會縮短壽命，同時泡酒浴時身體會迅速暖和，因此，即使平常喜好熱水澡的人，泡酒浴時也只要用一般的溫度即可。

不過，酒浴的洗淨力極強，洗澡水會變得很髒。沐浴完後經過數個鐘頭洗澡水會變成混濁的乳白色。

當洗澡水變骯髒時不要覺得可惜，要把洗澡水排掉。泡酒浴連續實行數天後，洗澡水不再像第一次那樣的污濁。當洗澡水不太污濁時，隔天可再加熱一次，再倒進〇・五分升的酒即可使用，不過，以二天為限度。

泡酒浴的效果

自古即傳說「老人不要泡澡」。是因為剛煮沸的洗澡水對肌膚有強烈的刺激，老人泡熱水澡時會疲倦，但是，若是別人泡過的洗澡水，對老人的皮膚較不會產生刺激。不過，酒浴卻沒有這些顧慮。

總而言之，泡酒浴會令人身心舒暢。含酒的洗澡水可柔和肌膚，也適合嬰兒或兒童入浴。同時，也有助於老人的健康。

至於洗澡水對肌膚產生的觸感如何呢？可柔和肌膚的洗澡水是泡在澡盆裏，兩手接觸身體的表面時會有滑潤感。這個感覺和泡溫泉時的感覺一樣。

酒浴的第二個特點是極為保暖。洗完澡後經過數個鐘頭，身體仍能維持溫熱，由於全身徹底地溫暖，如果在睡覺前泡酒浴，到睡醒時身體仍然溫熱，因此，可促進熟睡。

酒浴之所以使全身徹頭徹尾的溫暖，並非洗澡水溫度的作用而已，而是酒氣（熱能）的作用，促使氣血流暢。

酒氣可使洗澡活性化

入浴對健康極有助益。其對人體會造成如下的影響：

①洗澡水的溫度傳遍全身，可溫暖人的身體。

②具有利用水壓壓迫身體的作用。水壓和水深成比例。雖然我們鮮少有自覺，不過，全身的穴道會因水壓受到刺激，達到和指壓同樣的效果。

③由於浮力的作用使身體變得輕盈，容易活動筋骨，浮力的作用也被應用在肢體活動不自由者的復健。

以上是一般的洗澡沐浴可能產生的健康作用。

以導引的醫學而言，①和②的作用可促進氣血流暢。但是，一般的沐浴其持續力較弱，因此，若要使全身徹底地溫暖，必須提高溫度或長久浸泡在澡盆裏。但是，浸泡在澡盆裏過久會造成心臟或循環器的負擔。高溫的沐浴也是一樣。在這方面，泡酒浴則不需高溫或長期浸泡，也能使全身徹頭徹尾地溫暖，使氣血的循環達到最好的狀態。

本來水中就含有氣（熱能）。一般所謂的「生水」是指活的水，含有氣的水。但是，當水沸騰成熱水時，就失去了氣。以另一個方式而言，熱水等於是「死水」。

酒浴就是為了補充水的氣使開水具有氣的功能而添加酒。換言之，在澡盆裏添加酒是因為生水煮沸後變成開水，其中的「水」氣消失，而以酒氣給予補充。

利用開水的溫度與水壓、浮力的作用，酒氣會傳遍身體各處，而且雖然浸泡在酒浴中，人幾乎不會吸收其中的酒精而醉酒。

酒具有消除邪氣的效用

還有，泡酒浴可完全消除身體的疲憊。

人之所以疲倦是當人活動肢體時，會產生疲勞物質，該物質蓄積體內的緣故。西洋醫學則是直到最近才知道有這些疲勞物質。但是，「氣」的醫學老早就發現這個問題，並稱其為邪氣。

在氣的醫學中，雖然沒有對邪氣的成分做過分析，不過，長年來一直致力於研究活用人體機能以排除邪氣的方法。

酒浴之所以能消除疲勞，是藉由酒氣的功能使氣血流暢，順理成章地將邪氣排出體外。

除此之外，也有足以證明酒浴可以消除疲勞效果的理由，那是因為可使肌膚產生柔和觸感。洗澡水對肌膚的刺激越強時，泡澡後反而會感到疲倦。但是，酒浴不會對肌膚產生刺激，反而會讓肌膚產生輕柔的觸感。因此，對鬆弛身體的緊張、恢復疲勞具有極大的效果。

由於酒浴可以完全消除身體的疲勞，因此，睡覺前泡酒浴即可熟睡。

泡酒浴具有美容效果

泡酒浴還具有的美容效果，酒浴可使肌膚美麗而健康。

健康者的肌膚具有彈性並有光澤。具有透明感幾乎能看出血色的膚色最好。所以，白皙的膚色比帶有混濁感的膚色較為健康。當然，適當日曬後的小麥顏色也是健康的膚色。

希望各位注意的是，不要認為膚色泛黑或帶有茶色是天生自然的。由於父母也具有同樣的膚色，或自己的血統是屬於南方系，而認定自己本來就具有較黑或茶的膚色。但是，其中多半是因為肝臟或腎臟不好的關係。父母之所以有同樣的膚色，是因為身體同樣的部位有所不適。

這些人利用導引術調整身體的不適後，會判若兩人般地變成潔白而有光澤的膚色。一般人的膚色並沒有太大的差別。不過，利用酒浴或導引術回復健康後，本來顯得污濁或青白的肌膚，會變成潔白而帶有極好血色的肌膚。

那麼，泡酒浴對肌膚有何直接的效果呢？

泡酒浴能完全清除身體上的污垢，因為，身體泡在酒浴中毛細孔內的污垢會溶化而排泄出來。

現在人在不知不覺中透過皮膚呼吸，將瀰漫在空氣中汽機車的廢氣殘渣吸入肌膚裡面。但藉由酒浴可排泄出隱藏在毛細孔深處的污垢，將其溶化在洗澡水裡。因此，沐浴完後洗澡水會變成污濁的乳白色。當然，沈澱在皮膚中的其他老穢物，也會從皮膚陸續地溶在洗澡水中。

一般的沐浴並不像泡酒浴一樣可使深藏在皮膚底下的污垢消除。

美容沙龍或護膚中心等處，常利用橡膠吸盤將毛細孔內的污垢吸取乾淨，這時臉上所塗的乳液會變得污濁，可見毛細孔內的污穢程度。但是，這個方法會將皮膚的精氣也一併吸除，恐怕會加速皮膚的老化。

當然，美容院在吸取污垢後會在臉上塗抹大量的營養乳液，因此，暫時會保持肌膚的柔嫩光澤，不過卻無法持久。

但是，泡酒浴不但可排除毛細孔內的污垢，而且不會吸取皮膚內的精氣。相反地，可促進全身氣血暢通，使肌膚變得柔嫩而有彈性。

經驗談

腰圍減少十六公分

我今年四十歲，是個單身女性。在酒浴中做導引術，從頭頂到腳尖舒暢無比，全身感到極為舒適。由於單身生活，洗澡也自成一格。我都在少量的洗澡水中加入三分之一公升的酒，然後全身泡在洗澡水內用力地摩擦，也許是新陳代謝旺盛的關係，即使不用肥皂肌膚也能洗乾淨，委實不可思議。

在泡酒浴時我經常以肚臍為中心，捉住腹部的肉，在整個腹部做仔細地按摩行法，結果原本身高一五四公分、五十二公斤的體重減輕為四十二公斤，七十四公分的腰圍也縮小為五十八公分。

本來堅硬的贅肉經過按摩後變得柔軟，慢慢地其中的脂肪燃燒殆盡，變成軟泥狀，按摩後從該部位不停地滲出水分來。

我身為服飾大學的學院長，由於工作的關係必須保持健康的身體並維持良好的姿勢。利用導引術及泡酒浴讓我完全回復了健康，並減肥到不為上下樓梯感到煩惱，我本來也想利用美容體操或運動減肥，不過，此操練行法更為簡便又具即效性，今後將持續練習行法。

有些人較適合日葉浴

酒浴的神奇效果一試便知。但是，身有疾病者不可嘗試，譬如，皮膚病、小兒喘息、風濕、中風、糖尿病及高血壓等。因為，對一般人不會造成刺激的酒浴，當因疾病而身體衰弱時，酒浴會變得刺激而感到疼痛。

治療這些疾病時可以利用日葉浴。

日葉浴和酒浴一樣，都具有溫暖身體、使氣血流暢的功能。但是，日葉浴和酒浴不同的是，對於體弱的人不會產生強烈的刺激，因此，可長時間浸泡。日葉浴較適合想利用長期療養回復健康的人。

日葉浴的沐浴法

到底什麼是日葉浴？

其實日葉是將蘿蔔葉陰乾而成的。方法簡單，只要將生蘿蔔的葉子陰乾一星期左右即可，一次使用一條蘿蔔的三、四片葉子，將日葉放進木棉的袋子裡，再放進加了水的澡盆內後加熱。若放進事先加熱後的洗澡水，則不會產生效果。必須放進冷水中再加熱，換言之是必須熬過。

不過，一般家庭的浴室無法做洗澡水的加熱。這時，可改成在鍋內放進裝在木棉袋內的日葉，煎煮十五至二十分鐘後，再把熱水倒進澡盆內的方式。

另外，也可將裝上日葉的木棉袋浮在澡盆上。千萬不可忘記的是必須先放進清水內煎熬過，直接放進開水內不會產生效果。

最初的四、五天，每天必須更換日葉，一家四、五口人可同時使用一袋日葉。最初的四、五天和酒浴一樣，洗澡水內會溶化許多身體所排出的污垢，因而會呈現混濁。也許有人會驚訝身體內何以會有這麼多的污垢，當然，這些不僅只是污垢，滯留在體內的邪氣和汗水也會同樣地從毛細孔內排出。

經過四、五天，洗澡水不再污濁時，一袋日葉可使用兩天。

最近從菜販或超級市場所購買的蘿蔔，多半沒有帶著葉子。但是，只要向菜販索取，要多少就有多少。把取得的菜葉放在陽台或院子裡陰乾，也可以在太陽西落後掛在竹竿上晾乾。陰乾的要領是要找一處沒有濕氣而通風好的地方。

蘿蔔的葉子為何具有療效呢？它的道理和酒浴是一樣的。換言之，蘿蔔的葉子是要補充生水因變成開水而失去的水氣。不過，蘿蔔的葉子從十月到六月最為旺盛，七月到九月間的葉氣就呈現衰萎。因此，這期間可利用艾草取代蘿蔔的葉子。

艾草長在都市的空地或原野上。它是屬於菊科的植物，葉子的背面長有白色而柔軟的細毛，散發出清香。春天的嫩草是做糯米糕的材料。另外，葉子背面的毛是做為灸的材料。將艾草放在澡盆內對疾病的治療具有相當大的效果，只要稍微留意，就可發現空地上就有這些草，找不到時，在藥草店可輕易購得。

艾草的效果陰乾後或生葉使用都一樣，只要方便使用即可。一次取三十公克的艾草（一把）裝入木棉袋內，放進清水內煮沸。最初的四、五天每天更換，然後和

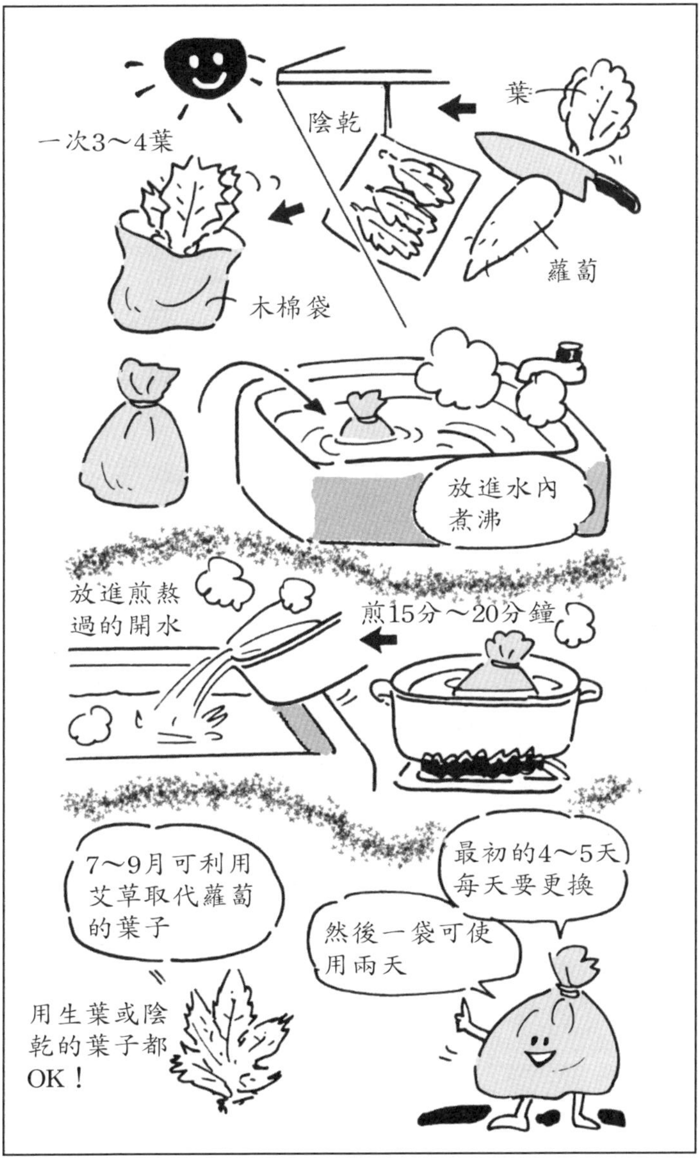
葉
陰乾
一次3～4葉
蘿蔔
木棉袋
放進水內
煮沸
放進煎熬
過的開水
煎15分～20分鐘
7～9月可利用
艾草取代蘿蔔
的葉子
最初的4～5天
每天要更換
然後一袋可使
用兩天
用生葉或陰
乾的葉子都
OK！

蘿蔔的葉子一樣，一袋可使用兩天。

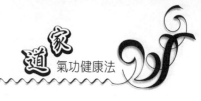

日本自古所傳承「腰浴」的絕妙效果

各位對於上述的酒浴神奇療效必大為吃驚吧！除此之外，還有一個在氣醫學上必須特別推薦的泡澡法，那就是腰浴。

人體中全部有九個洞穴，雙眼、鼻孔、口、尿道口、肛門等，不過，女性還有膣道口全部共有十個。正因為如此，導引術醫學認為女性比男性較易罹患寒冷症。

尤其是家庭主婦，由於工作的場所常集中於廚房，不知不覺中廚房的冷空氣會滯留體內。

風濕、神經痛等疾病，多半是這類寒氣所造成的。

在導引術中以下面的方法治療寒冷症。這是日本自古以來所傳承下來的腰浴使用法。方法如下：

①在水桶內放進溫水，雙腳浸泡其內。

②用開水慢慢地倒進水桶內，直到水溫高到無法忍耐的程度。

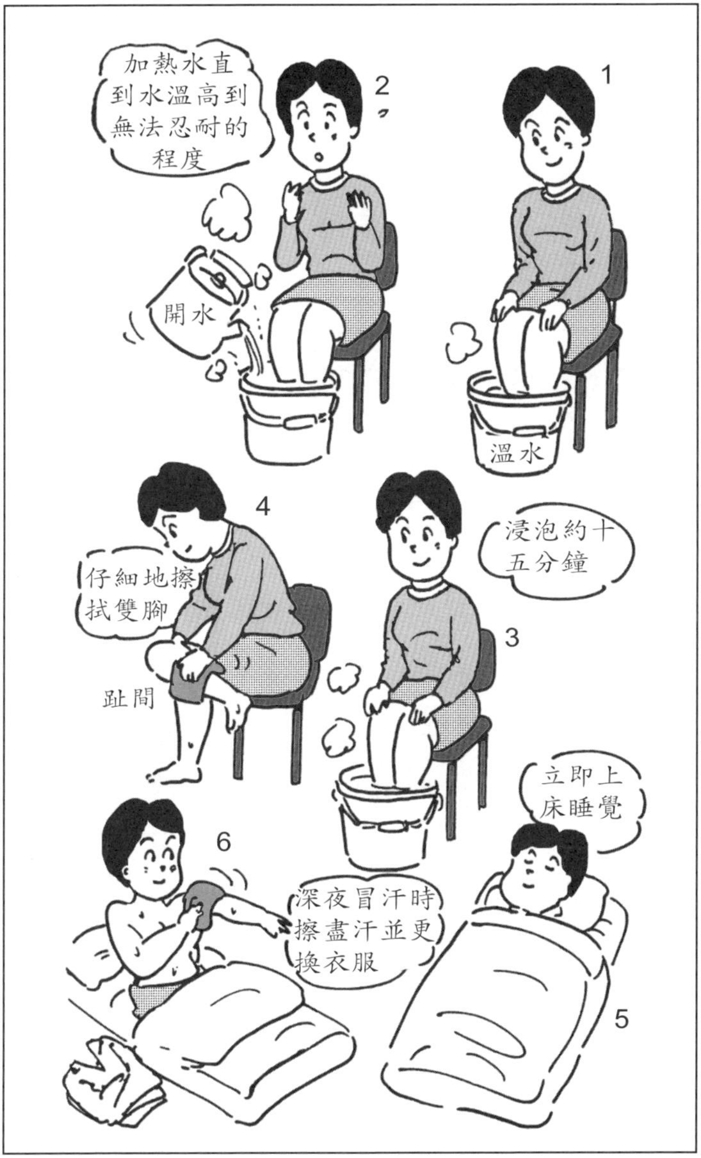
1
溫水
2
加熱水直到水溫高到無法忍耐的程度
開水
3
浸泡約十五分鐘
4
仔細地擦拭雙腳
趾間
5
立即上床睡覺
6
深夜冒汗時擦盡汗並更換衣服

③雙腳浸泡約十～十五分鐘後，將雙腳擦拭乾淨立刻上床睡覺。

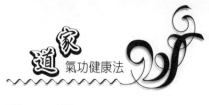

每天晚上睡覺前都做這個行法。將腳浸泡十～十五分鐘左右，可使腰部充分地保暖。同時，仔細地擦拭雙腳，是因為趾尖殘留水分時人會因此而受寒。

做完腰浴之後上床睡覺，全身會冒汗。這時用乾淨的毛巾把汗擦拭乾淨並更換睡衣，這些汗水其實就是引起各種疾病的邪氣。

只要能排出這些邪氣，寒冷症隨即治癒。同時，感冒畏寒時利用這個腰浴療法，一個晚上之後就可完全治癒。

持續一個星期的腰浴行法，就不再有因冷而產生關節疼痛、睡不著等煩惱了。

另外，利用腰浴幾乎可治療所有的症狀。主要的症狀是頭重、頭痛、腰痛、寒冷症、不孕症、腎臟病、膀胱炎、前列腺炎、胃痛、風濕、神經痛、便秘、生理痛、生理不順、更年期障礙、婦女病、感冒、失眠症、痔……。

由於肥胖和這些疾病有所關連，因此，若消除了上述的症狀即可收到減肥效果，並回復真正的健康，擁有健康美。

利用腰浴減輕十二公斤

下面介紹一個利用腰浴減輕十二公斤的實例。

E小姐今年二十二歲，高中畢業後即在某建設公司任職。我的部門彷彿是高齡者的研究課，和其他部門比較起來人員較少。是個安靜而有點特殊的辦公室。

由於過分的安靜，不但無法活動筋骨也不需要研究工作上的洽談，也許是想要脫離這種沈悶的環境而決定加入公司裡的登山社。剛開始我參加遠足踏青之類的活動，不過，由於才十幾歲的年紀，卻逞強地往高山爬，而且，後來變成每個星期六、日都要爬山。

從小我就常淋雨，經常在雨中登山，也許是因為這樣冷空氣跑進體內吧！慢慢地身體呈現浮腫。然而，我仍然每個禮拜繼續登山的活動，到公司上班彷彿是為了爬山一樣，連辦公室裡的上司們一見到我便會問說：「下次去爬哪座山啊？」

由於身體冰冷再加上浮腫，當然生理也不順暢，仔細算算已經半年沒有生理了。不過，當時我一點也沒有在意自己的身體狀況，腦中只想著「沒有生理反而輕鬆自在」。

過了二十歲時第一次體驗到夏天登山的滋味。扛著帳篷做為時四夜五天的登山活動，那時才發覺身體不適。當我好不容易爬到山頂時，終於真正發覺到自己身體的衰弱。以前就聽過長輩們說十幾歲和二十幾歲的人身體狀況大為不同，不過，我真難以置信我這麼快就出現老化的跡象。

難道身體上有什麼疾病嗎？全身手腳浮腫得厲害，生理也沒來，體重也增加到五十五公斤，一大堆不好的念頭陸續浮現在腦海裡。因此，我決定暫且在公司的診療所觀察，不過，檢查的結果卻是沒有任何異狀。

當時我自己胡亂地解釋為那是自己心理不夠積極的原故，於是不搭公司的電梯，每天上下爬樓梯，現在回想起來真感到可笑。

但是，身體仍然感到笨重、腳部無力、臉孔和手腳腫脹的症狀日益嚴重。就在那個時候，減肥、有氧舞蹈等書籍在公司的女職員間頗受好評，我也在這個氣氛下到書店尋找健康的書籍。結果找到了一本稱為「導引術」頗富玄機的書籍，而且決定立即入會練習。

利用「氣」治癒各種症狀的導引術、由於身體冰冷造成腎臟、膀胱的痛疼，因此而產生便秘，並使生理停止等，同時，身體受冷也會變成風濕，這些我從未知曉的氣的醫學只令我感到驚訝與慨嘆。

當天我立即施行「腰浴」的行法。我感到一股熱流從腳尖到膝蓋、大腿，傳染到腰部。那種感覺非常悠哉而舒暢。依照指示做完腰浴後立即上床睡覺，結果難得地一睡到天亮，接著是快食、快便，讓我體會到舒服的感覺。

從此之後我成為腰浴的愛好者，儘可能每天不間斷地實行，結果我發現腰部的兩側在腎臟的附近由堅硬變軟了。大約經過一個月，做腰浴以前鮮少上廁所，現在一個鐘頭就排尿一次，尿液的顏色呈現混濁的茶褐色。據說浮腫是尿液滯留體內變成水毒而造成的。從此之後，我的手腳動作此以前更為靈活了。

看看自己本來胖嘟嘟的手，竟然已隱約地看見筋骨。這時我才深刻地體會到原來尿液的水毒也感染到手臂，以前的身體是何等地污穢啊！身體變得輕盈，走起路來彷彿橡皮筋一樣地帶有彈性。量一下體重竟是突破五十大關變成四九·五公斤，而且，在第四十天生理終於也來了，既不感到疼痛也沒有任何不快感。

施行腰浴的兩個月裡，小便的次數一天達二十次左右，當時我才明白，原來尿液積存到背部。若是早島先生一定說：「排出了許多腎臟的惡臭吧！」

三個月後，小便的次數減至十四、十五次左右，尿液的顏色也不再混濁。而且今年的冬天手腳不再凍傷。公司裡的人都讚美我說：「皮膚變白而又苗條了。是不是在減肥呀？」還有女同事甚至向我苦訴減肥的失敗。

聽早島先生說，腎臟機能轉好時，血液不再混濁，氣和血會變得清淨，使得肌膚顏色呈現透明般的潔白。

本來粗黑的臉孔變得白皙而有光澤，現在終於明白以前登山時經常忍著不上廁所、在大雨中步行、睡帳蓬，這對自己的身體無異是一種虐待。

經過了五個月左右，體重減輕約十公斤，從鏡中看自己的身影，腰部到臀部間的贅肉已經消除。同時，由於便秘已痊癒，腹部的贅肉也消除，腰圍變成六十二公分。據說腎臟不好時，牙齦會疼痛，同時也容易長白頭髮。我也不例外，我的頭髮上本來也長有幾根白頭髮，但是，現在髮根已經變黑了。道場的老師還教我用鹽巴刷洗齒齦，從此之後齒齦不再感到酸疼。

因為腰浴行法所賜，身體判若兩人般地起了大轉變，在觀念上也變得積極的自己，對生活多少也產生了充實感。到了七個月後，體重變成四十三公斤，總共減肥了十二公斤。這個體重和身高一五三公分的我極為搭稱，生理也固定在二十八日一週期，現在我反而認為安靜的樂趣、充裕感比活動的趣味更為重要了。

如上所述，只利用腰浴的緩和作用，而不須施行什麼困難的方法就輕易地減肥成功了。

腰浴拯救了常抽腳筋的寒冷症

再介紹一個實例，這是一名二十七歲的H先生例子。

目前暖氣雖然非常流行，不過，對於患有寒冷症的人似乎稍嫌不足。寒冷症患者常常手腳冰冷，而且忍不住在肩膀用力。這時，腰浴是最好的祛寒保暖法。道家有許多的秘傳、行法，腰浴就是其中之一。

當雙腳冰冷時用開水溫暖雙腳。

這句話在此文中似乎頗為唐突，其實這正是腰浴極簡單而爽快的療效。

我曾經在冰冷的雪地工作，因為天候過於寒冷，而染患了即使是使用腰浴也無法使腰部感到溫暖的寒冷症。現在總算回復了對「寒冷」極為敏感的身體。

由於染患頑強的寒冷症，背部時常感到背負著鐵板般的僵硬。即使想工作，也無法隨心所欲地活動筋骨，而備受艱辛。也因此常遭受他人的白眼，認為我年紀輕輕卻好吃懶做。再加上患有便秘的苦惱，那段日子總讓我痛恨起北國的生活。

但是，施行腰浴之後，頑固的心也漸漸敞開。不過，有時會因為身體一直沒有感到暖意而沈迷在讀書中，結果浸泡腰浴過久而使全身精疲力竭。另外，有時夜晚上床睡覺後才發現雙腳冰冷，不過，心想既然躺下來就一睡到天亮，結果隔天早上因為前晚沒有做腰浴而整個身體捲縮在一起。實踐腰浴的過程也有許多的失敗。

以前由於身體過於冰冷，做腰浴時用許多的熱水，花費的時間也長。但是，最近一次所使用的開水，不像往常那麼多，而且經過十～十五分鐘後，身體就感到暖和，因此，確實地感覺到身體已經恢復正常。最近，對於必須站立的工作，我已經得心應手，漸漸對自己的身體產生自信。

當泡腰浴的季節來臨時，雙腳泡在腰浴裡，內心即對教導我此秘傳的早島先生感到無比的敬謝，同時，也渴望今後能持續重視身邊細微小事的道家生活。

讀者各位您覺得如何呢？您不妨就當一次傻瓜，試著做一星期看看，我相信各位一定會對腰浴的神奇感到驚訝不已。

重視大地的食物

歐洲的飲食非常可口，不過由於量多而容易造成人體的老化現象。另一方面，亦有人認為，日本料理是為了美味及觀賞而發達起來。但是，現代人不但忘了色彩感覺也忘了美味感覺。不論是魚頭或黃瓜、青菜，只要是大眾所需求的食品全部給予著色。由於食品公害，甚至造成各種疑難雜症的產生。

而且現代人又吃得過多、喝得過量。動物不會吃其他動物的糞便，然而動物卻喜好吃人的糞便。是因為人的糞便沒有充分地消化，含有大量的營養。

到底該吃什麼樣的食物呢？其實這是需要由自己的健康情況來決定。仔細觀察染患疑難雜症者的飲食，不難發現，通常都是喜好食用鹽巴、醬油、辛辣等調味料。其實每日三餐最好的飲食是，食用既便宜、好吃而又營養的東西。

譬如，當秋刀魚等上市時，海流最適合秋刀魚的生存，因此魚獲量多而充實，既好吃又便宜。另外，當大豆、蘿蔔充斥菜市場時，這表示當時的天候最適合其發育，因此可大量採收，價格又便宜，這就是所謂的季節食品。

另外，如果在冬天吃番茄，由於冬天並非番茄的生產季節，因此營養質較低，根本不需要花大筆錢吃沒有營養的食品。

總而言之，應該吃價廉物美的食品，這就是生活的智慧。

有句話說「身土不二」。這是指身體和土地本為一體，在食物方面食用在人所生長的土地的一里四方內，隨著季節所採收的新鮮食品是一種至高無上的養生之道。目前盛行到各地探訪珍奇美味的風潮。其實，若要吃可口美味的食品，並不要特地遠赴他鄉。

自己生長所在之大地所生長的食物，才是最佳的美餚。

第五章 治癒慢性病即可消除肥胖

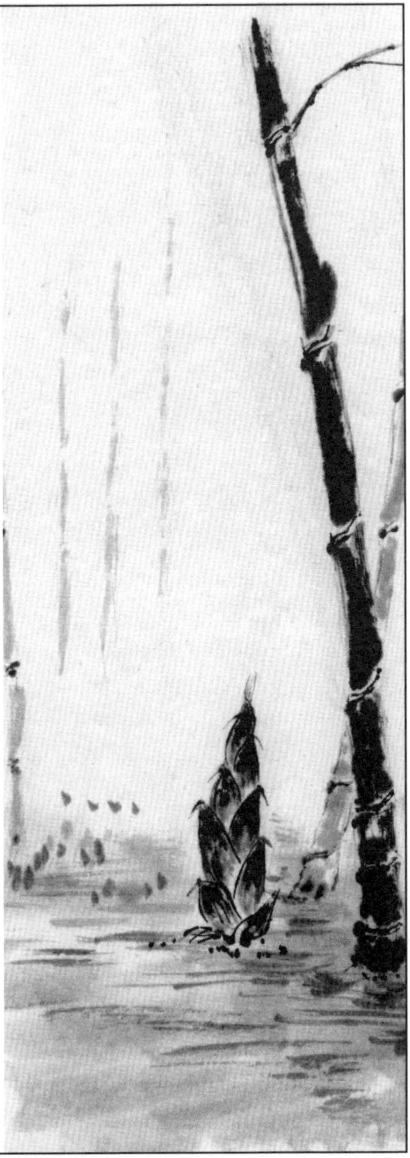

尋找適合自己身體的導引術

肥胖的人其實多半患有其他的疾病，有些是因為肥胖而染患其他的疾病，相反地，也有因為某些疾病而導致肥胖。

然而無論如何，當務之急就是要儘早驅除自己體內的疾病，因此，在此介紹以治療疾病的導引術。這是眾所周知的「陳希夷導引術」，其中包含二十四個坐功，不過，在此僅從中選擇十七項供讀者參考。

除非相當棘手的疑難雜症，否則這個方法對一般的疾病都有療效。

另外，下面所介紹的各坐功中，還列舉所適用的疾病。各位剛開始也許會覺得困惑，譬如，聽說第一項坐功對於關節風濕具有療效，於是有人試著練習後，非但沒有感到心情舒暢，也沒有任何效果。

其中的原因之一是，醫生和患者本身都以為染患關節風濕，其實並非關節風濕而是其他的疾病，這種事屢見不鮮。

第二個原因是，關節風濕只是症狀之一，往往其他的器官中是疾病的根本原因。這時必須找出疾病的病源所在。

第三，因各人的體質、體格也有不適合做導引術的，所以，最好的做法是要將對關節風濕有效的導引術中一一地練習，找出最適合自己的導引術。

換言之，人體各有不同，即使是同樣名稱的疾病，也有症狀上的差異。因此，一項導引術並不全適用患有同樣毛病的人。但是，下面所陳述的導引術中，必定有一個適合自己身體的項目。若要活動這項導引術的人，希望能把全部的做功練習一遍後，再從中找出最適合自己的項目。

各個坐功各列舉十項左右的適用疾病，請先練習記載具有自己所染患疾病的坐功，練習完後若沒有療效，再逐項改試其他的坐功。

導引術雖然神奇（話雖如此我倒不認為），舉例而言，只要舉起單手，用眼睛注視著舉手的位置，就能意外地使許多病情好轉。這就是筆者所謂的適合自己的導引術。

現代的醫學極為發達，疾病的種類不勝枚舉，因此這裡所列舉的病名只是其中的部分而已。若有心想利用導引術治療疾病，千萬不可因導引術中沒有記載自己疾病的名稱而感到悲觀。重要的是要完全捨棄自己有罹患某種名稱疾病的念頭，確實地實行各種坐功。如此一來，必可找到適合自己的坐功。總之，千萬不可拘泥於疾病的名稱。

靜心、動體

第一個坐功到十七個坐功稱為最初的基本姿勢。最常見的是盤坐，這個坐法是坐功導引的基本型。盤坐是指雙腳重疊的坐法，請仔細觀察插圖，習慣這個坐姿。其次是端坐，這是雙腳不重疊的坐法。這個坐法是按壓小腿或腳底的坐功時所採用的方法。也有稱為跪坐的坐功。將腳尖和膝蓋著地，臀部放在腳跟的坐法。除了這三種基本姿勢以外，還有一、二個正坐或直立的例子。

坐功全由上述基本姿勢的某一項開始，同時，要保持意識集中，簡單地說是使心平靜下來。心思平靜後再將所有的意識集中在身體的動作上，這是做導引術時最能發揮效果的要領。

保持輕鬆的心情、鬆弛全身的力氣

做導引術時最好保持輕鬆的心情並放鬆全身的力氣。譬如，導引術上若記載著雙腳往前伸時，只管放鬆心情伸出腳來，但要避免在腳用力。另外，若看到練習法中記載著用手抓住腳，只要自然地抓著就行，絕對不可使力或咬緊牙關地用力抓住腳。放鬆全身力氣是導引術奧妙之處，藉此才可順從自然的氣流。

筆者曾經教導患有肩酸症的人導引術，結果對方過於使勁地練習，反而無法除去肩酸，還落得肩酸更為嚴重的下場。只要放鬆全身的力氣，輕鬆地練習便能產生效果。不懂得要領反而會徒勞無功。

當然心情上覺得緊張時，自然地就會使出力氣。同時，若穿戴過緊的皮帶或緊身的衣物時會造成情緒上的緊張，而無法放鬆全身的力氣。女性最好解開胸罩、束腹、絲襪等緊緊裹住身體的衣物。身體放鬆之後再開始練習。

男性也是一樣，若打著領帶、帶著手錶、穿著襪子一副正襟危坐的樣子，也無法放鬆心情。尤其應該解除腰部以下的衣物，這是放鬆全身力氣的基本條件。

放鬆全身力氣也是表示心境上要帶有充裕感。練習陳希夷的坐功若抱有懷疑的疑慮，則無法達到效果。相反地，即使自信滿滿地認為坐功絕對有效，也無濟於事。只要依照坐功上的指示擺動身體，依其方法練習就行了。

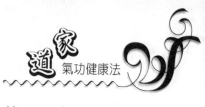

千萬注意不可擅自做主更換動作，譬如書上寫著舉起單手卻伸直雙手；寫著繞轉頸項三次卻擺動十數次，這些都是不可以的。

曾經有這樣的例子，某個人在做清除鼻腔的導引術時，書上明明寫著按住一邊的鼻孔，由另一邊的鼻孔吸水，練習者卻同時用兩個鼻子吸水，而造成窒息，不小心翻滾在地而碰觸到頭部。

不依照指示做練習就會發生這種狀況，更嚴重的是，甚至還有人用細水管插進鼻孔內灌水，這種人可謂自做孽不可活啊！

必須放鬆全身力氣，絕對不可過於勉強，也不可在腦中胡亂思考坐功是否有效的問題。

若能謹守上述的要領，陳希夷的導引術毫無疑問地必可帶來神奇的效果。

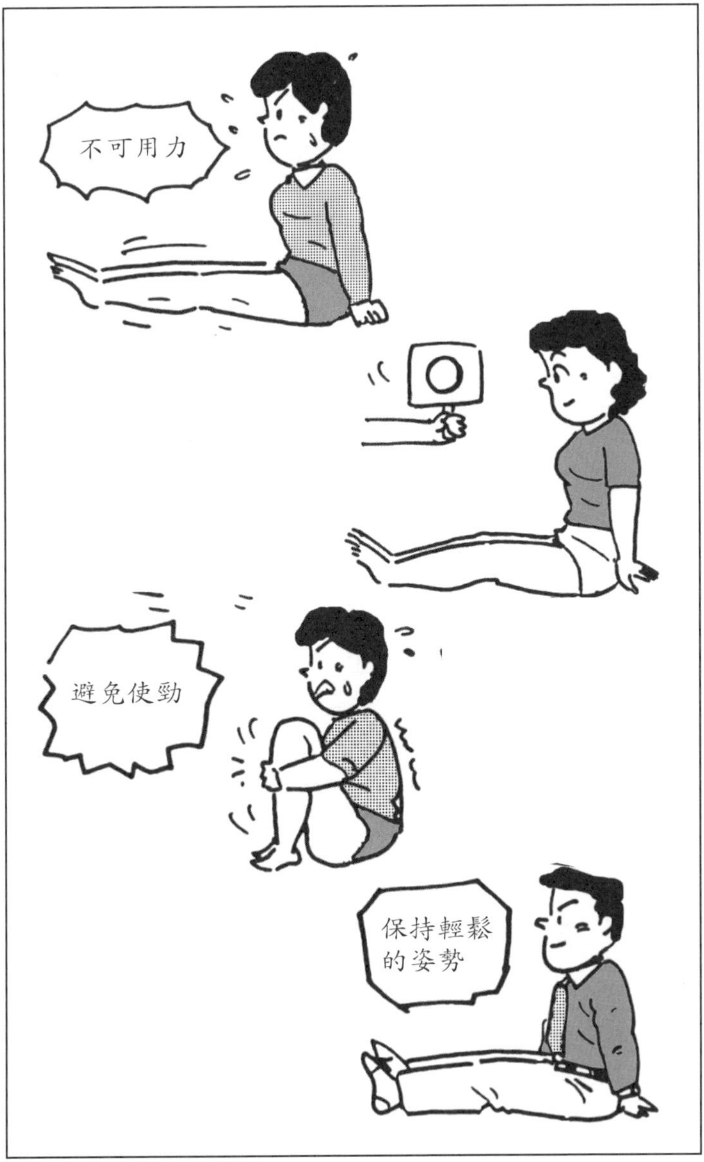
不可用力
避免使勁
保持輕鬆的姿勢

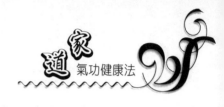

坐功①

雙手手掌重疊按住大腿，保持此姿勢扭轉上半身的導引。可分成兩個階段。

①採取盤坐的姿勢，所謂盤坐是雙腳重疊的坐法。

②右手掌搭在左手臂上，放在大腿按壓三至五次。力氣適當即可，不過，最好在按壓時加上上半身的重量。

③右大腿的動作也是一樣。

④再採取盤坐的姿勢，雙手重疊放在右腿上。

⑤按住大腿時身體往左側扭轉，張著眼睛瞪視後方的左上方三～五次。

⑥另外一邊也是同樣的動作。

【具有療效的疾病】 感冒　流行性感冒　髓膜炎　腦炎　偏頭痛　風濕痛　關節炎　關節風濕

坐　功①

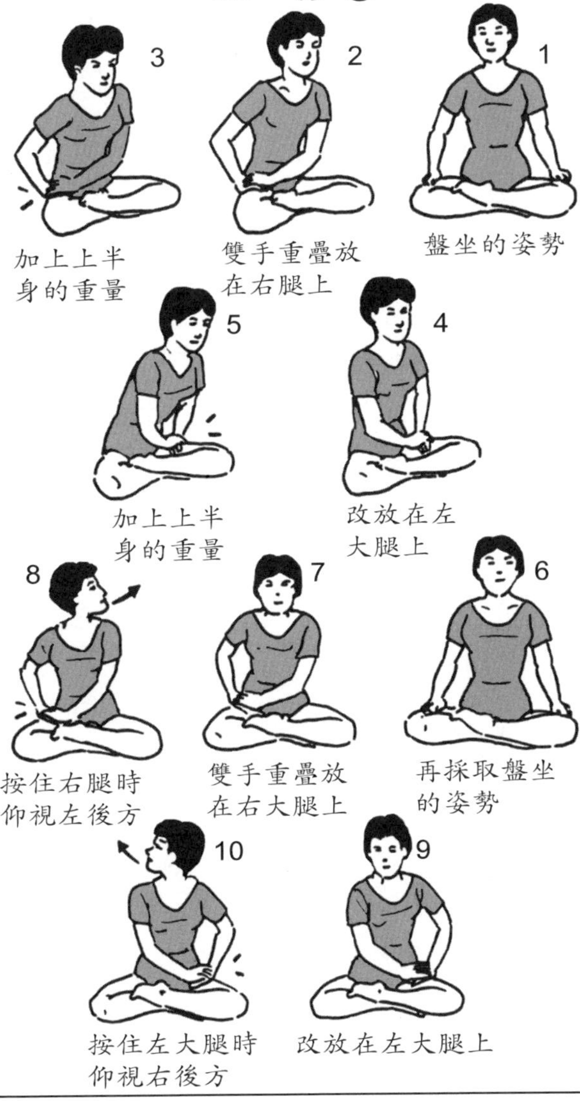
1
盤坐的姿勢
2
雙手重疊放在右腿上
3
加上上半身的重量
4
改放在左大腿上
5
加上上半身的重量
6
再採取盤坐的姿勢
7
雙手重疊放在右大腿上
8
按住右腿時仰視左後方
9
改放在左大腿上
10
按住左大腿時仰視右後方

坐功②

這個坐功也分成其他兩個階段。第一是將頭部往側邊傾倒的動作，第二是扭轉膝蓋到後面的動作。

①採取盤坐的姿勢。

②將頭部順勢往左右傾倒各五～六次。

③然後朝向正面。

④手握拳然後彎曲手臂。

⑤保持這個姿勢迅速地往後方拉引五～六次。

握拳是指將拇指塞進手掌內握成拳狀。當彎曲手臂用力往後方拉引時，可單手交互地做，只要選擇自己覺得較為舒服的方法即可。

【具有療效的疾病】 急性腰痛（所謂的閃腰） 椎間板疝氣 變型性腰痛症 白內障 夜盲症 急性鼻炎 鼻出血 咽頭炎

坐　功②

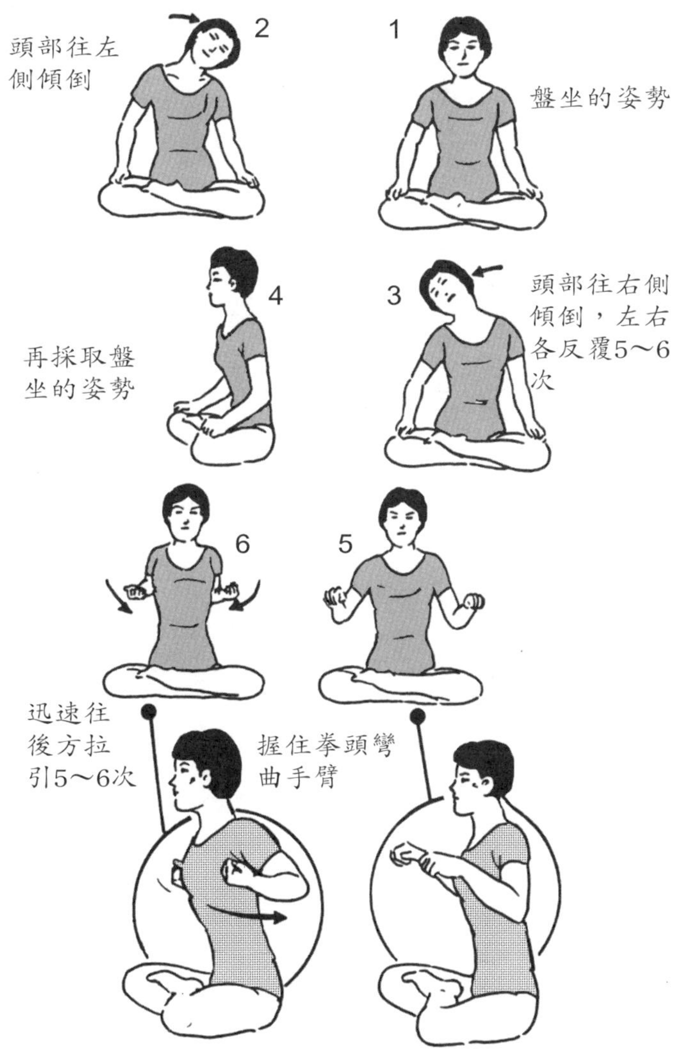
1
盤坐的姿勢
2
頭部往左側傾倒
3
頭部往右側傾倒，左右各反覆5～6次
4
再採取盤坐的姿勢
5
握住拳頭彎曲手臂
6
迅速往後方拉引5～6次

坐功③

雙手往前伸，頭部往左右扭轉的動作。

①盤坐的姿勢。保持意識的集中。

②張開手掌雙手儘量往前伸。手掌朝上。

③頭部徐緩地往左右扭轉。張開眼睛，左右反覆六～七次。

做這個動作時，必須注意頭部呈直角地往左右扭轉。彎曲時最好用力地使頸項感到有強烈的壓迫感。

【具有療效的疾病】落枕　五十肩　頸椎挫傷　齒痛　流行性耳下腺炎　感冒　急性腎炎　高血壓　腎結石　巴塞杜氏病

坐　功③

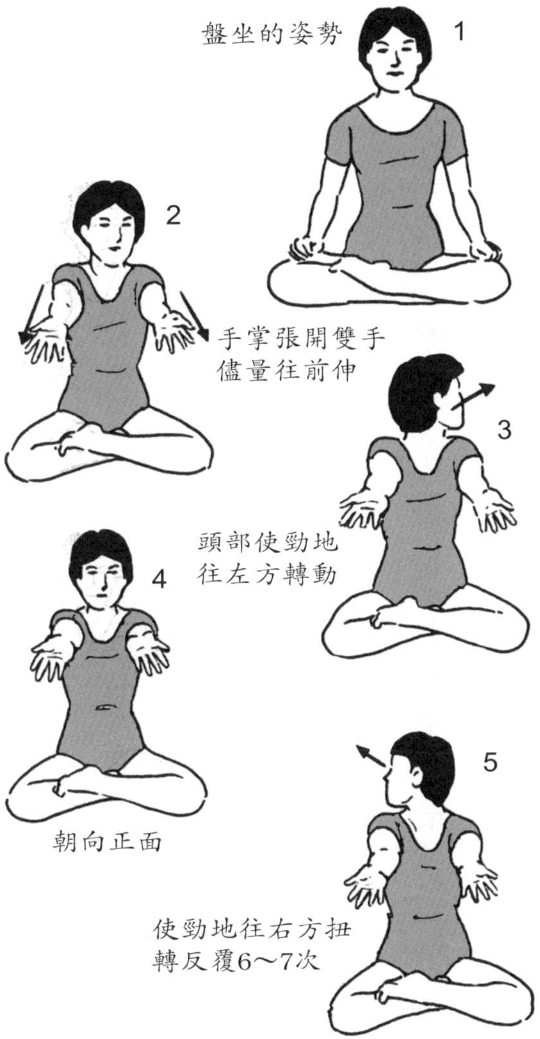
盤坐的姿勢
1
2
手掌張開雙手
儘量往前伸
3
頭部使勁地
往左方轉動
4
朝向正面
5
使勁地往右方扭
轉反覆6～7次

坐功④

坐著保持拉弓姿勢的行法。

①保持端坐的姿勢，集中意識。

②右手臂儘量往前伸，左手彎曲手臂用力往後拉。儘量張開眼睛。

③盡其所能地做拉弓的動作後，瞬間停止手的動作，右手握住拳頭，左手迅速地張開手指。

④左右交替這個動作。反覆七～八次。

端坐是指雙腳不重疊的坐法。要領是以實際拿著弓箭的心情來做。

【具有療效的疾病】急性腰痛（閃腰）　心律不整　感冒　中耳炎　甲狀腺炎　五十肩　落枕　神經痛　關節炎

坐 功④

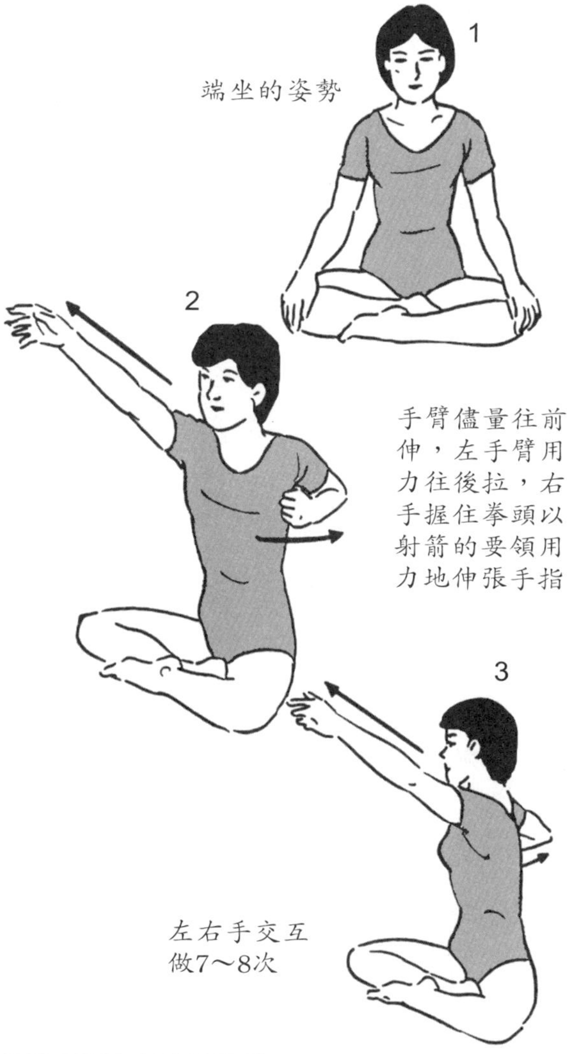
1
端坐的姿勢
2
手臂儘量往前伸，左手臂用力往後拉，右手握住拳頭以射箭的要領用力地伸張手指
3
左右手交互
做7～8次

坐功⑤

彎曲膝蓋往前身靠攏的動作。

①雙腳併攏往前伸。
②閉上嘴、眼睛輕輕閉上。保持意識的集中。
③彎曲雙腳膝蓋，雙手用力往前伸靠攏。
④再度雙腳併攏往前伸。
⑤雙手手掌交疊用力按住右腳的膝蓋，讓腳後跟碰觸大腿關節的程度。
⑥左右各做五～七次。

【具有療效的疾病】神經痛　關節風濕　乳腺炎　急性淋巴腺炎　帶狀疱疹

坐　功⑤

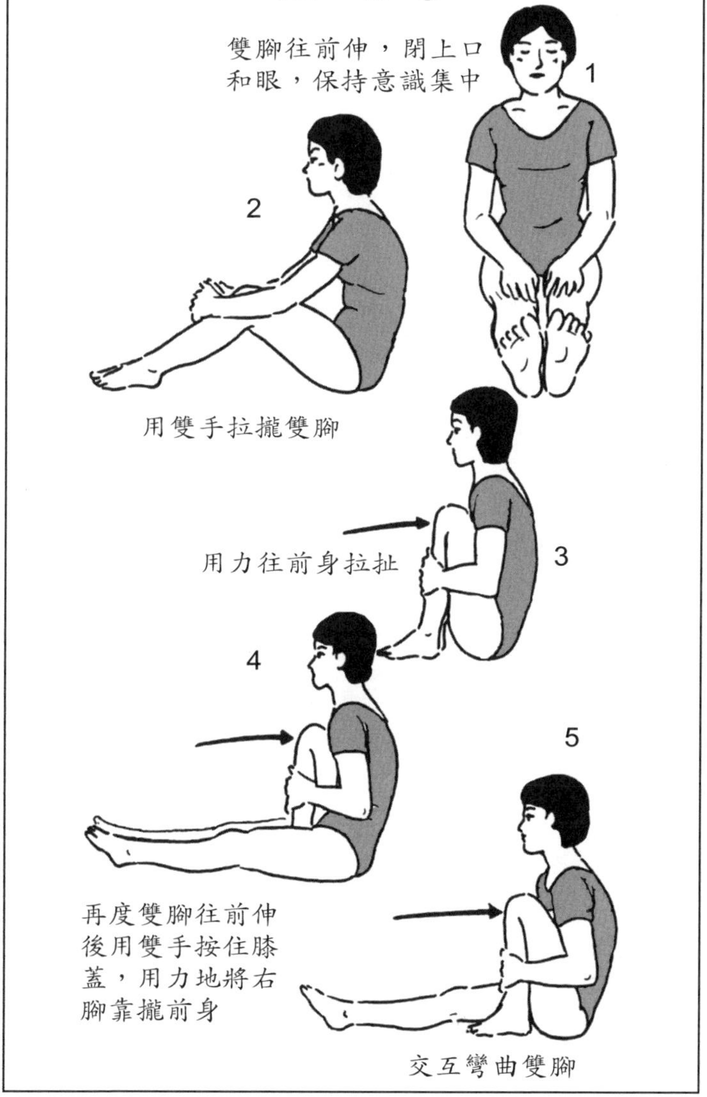
雙腳往前伸，閉上口
和眼，保持意識集中
1
2
用雙手拉攏雙腳
3
用力往前身拉扯
4
5
再度雙腳往前伸
後用雙手按住膝
蓋，用力地將右
腳靠攏前身
交互彎曲雙腳

坐功⑥

伸直雙手及左右腳交互伸直的部分。

①跪坐的姿勢。意識集中。跪坐法是將臀部搭在腳跟上，用腳趾支撐身體。
②將臀部離開腳跟。
③雙手手掌高舉。
④手掌在上方重疊交握，伸直手臂。
⑤再返回跪坐的姿勢。
⑥臀部著地，彎曲著雙膝而坐。
⑦用雙手抱住右腳腳底，手臂及膝蓋伸直。
⑧左腳也做同樣的動作，左右腳交互做五～七次。

【具有療效的疾病】神經痛　腎結石　椎間板疝氣　腰椎骨疽　急性腰痛　變形性腰痛症　腰椎分離症

坐　功⑥

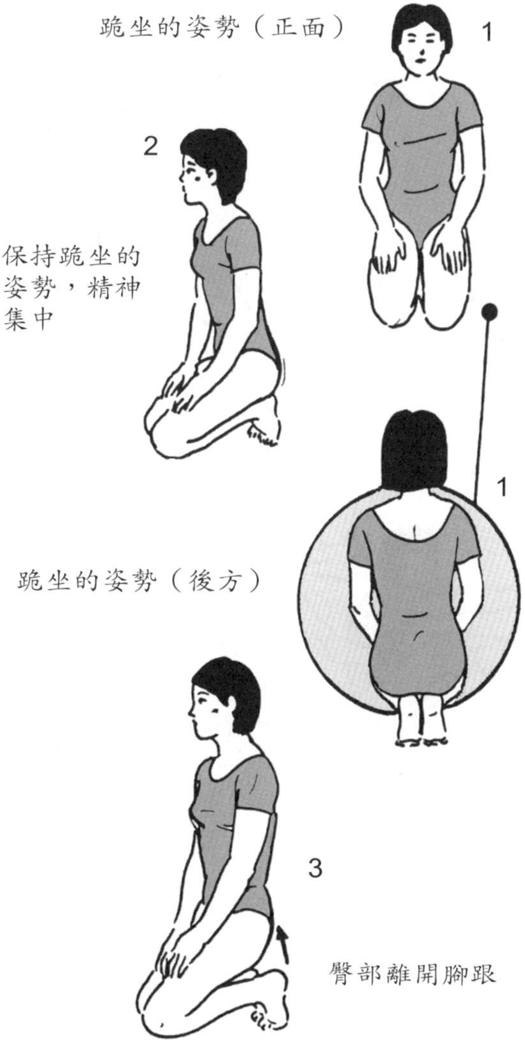
跪坐的姿勢（正面）
1
2
保持跪坐的姿勢，精神集中
1
跪坐的姿勢（後方）
3
臀部離開腳跟

坐 功⑥

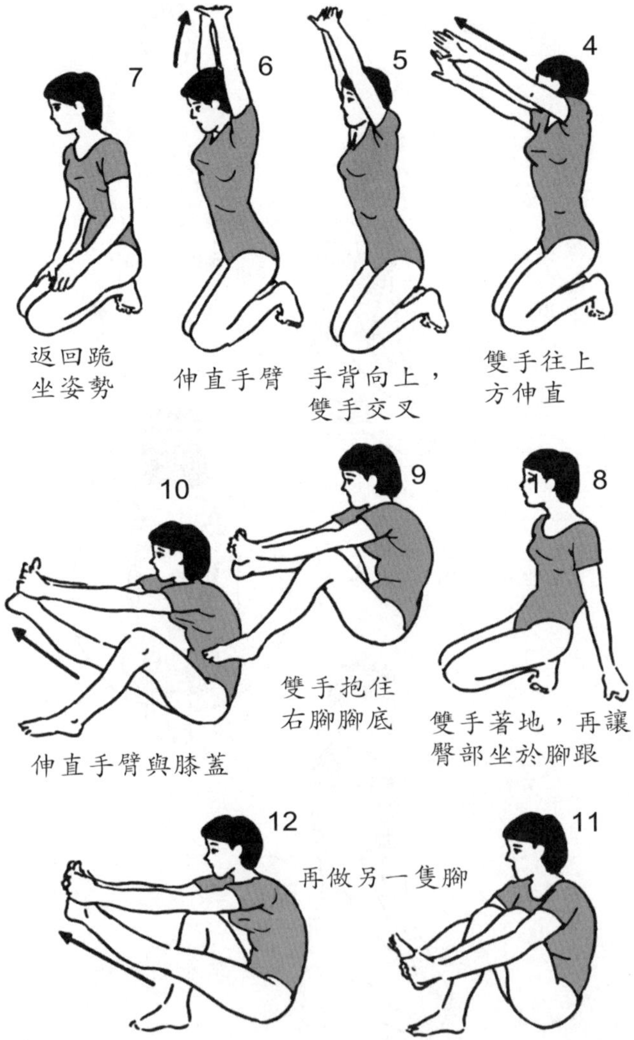
7
6
5
4
返回跪
坐姿勢
伸直手臂
手背向上，
雙手交叉
雙手往上
方伸直
10
9
8
雙手抱住
右腳腳底
雙手著地，再讓
臀部坐於腳跟
伸直手臂與膝蓋
12
11
再做另一隻腳

不吃早餐何以無法減肥

不吃早餐的飲食習慣是不行的。據說二十年代的人當中，每四人就有一人不吃早餐。但是，根據研究報告，減少一次飲食的次數，相對地會提高肥胖的可能性。根據捷克國立營養研究院的調查，據說一天用餐三次以下的人，比用餐五次以上的人容易肥胖的比例增加一倍。

當然，飲食的次數減少時，兩餐之間的時間距離就加長。但是，這個過程中身體仍然需要消耗熱能，因此，當飲食次數減少時，身體會感到危險，因而蓄積了更多的脂肪量。

日本的相撲力士就是最能巧妙運用身體的這個作用。他們很早起來運動，不吃早餐就開始練習，到了中午就連早餐的份一起吃，就是吃雜菜火鍋。營養分相當高，攙著飯一起吃。吃完後睡午覺，到了晚上很晚才吃晚餐。

相撲力士一天只用兩餐，早飯不吃，晚飯晚吃，而且吃的時候飯量非比尋常，無怪乎他們的體格如此的肥胖。

坐功⑦

雙手搭在地面，注視兩肩的動作。

①採取端坐的姿勢。意識集中。

②雙手握拳，貼在前面的地上。

③頭往右，眼睛虎視右肩。所謂虎視是指像老虎的眼睛炯炯發光地凝視。

④虎視左肩。

⑤左右交互做三～五次。

【具有療效的疾病】髓膜炎　感冒　胸膜炎　急性腰痛　頸部淋巴節炎　扁桃腺炎　肺炎　支氣管炎　白血症　神經痛　風濕　胃潰瘍　十二指腸潰瘍　宿醉

坐　功⑦

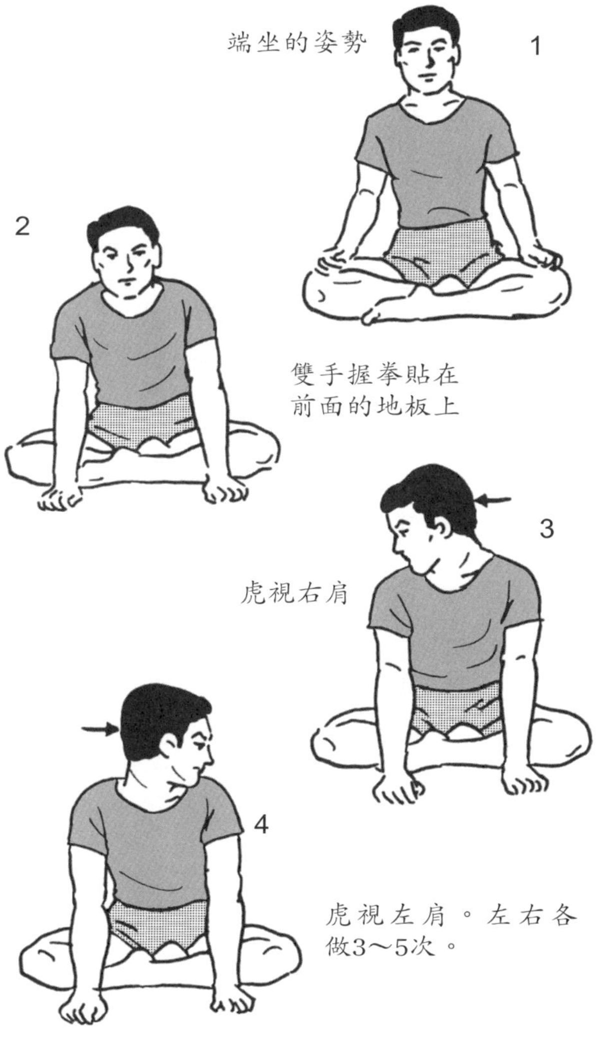
端坐的姿勢
1
2
雙手握拳貼在
前面的地板上
3
虎視右肩
4
虎視左肩。左右各
做3～5次。

坐功⑧

緊縮全身後迅速站立的動作。

①端坐的姿勢。意識集中。
②雙手手掌張開，伸直手臂將手掌貼在前面的地板上。
③保持這樣的姿勢後捲縮上半身，再往前方傾倒。
④上半身往前傾倒後。閉住嘴由鼻徐緩地呼吸。持續一～二分鐘。
⑤然後站起來，身體迅速聳起般地直立上來……。

【具有療效的疾病】 急性腎炎　膽固醇　椎間板疝氣　骨骼疏鬆症　口內炎
神經痛　風濕　膀胱炎　腦炎　偏頭痛　青光眼　胸膜炎　結核

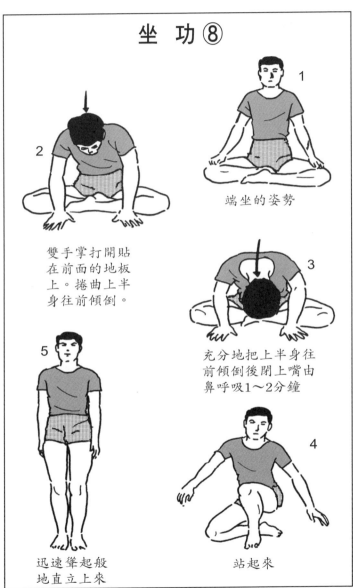

坐　功⑧

1

端坐的姿勢

2

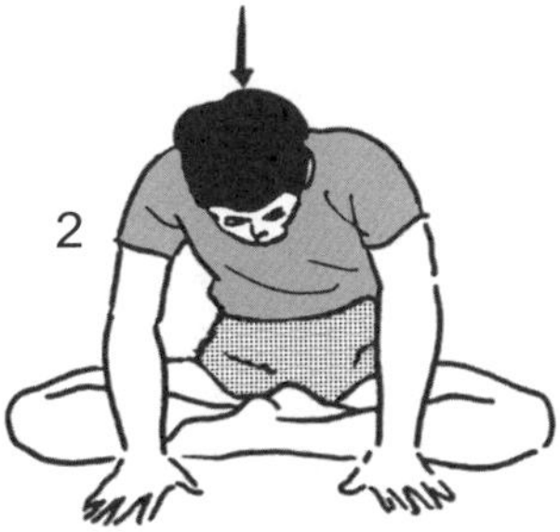

雙手掌打開貼
在前面的地板
上。捲曲上半
身往前傾倒。

3

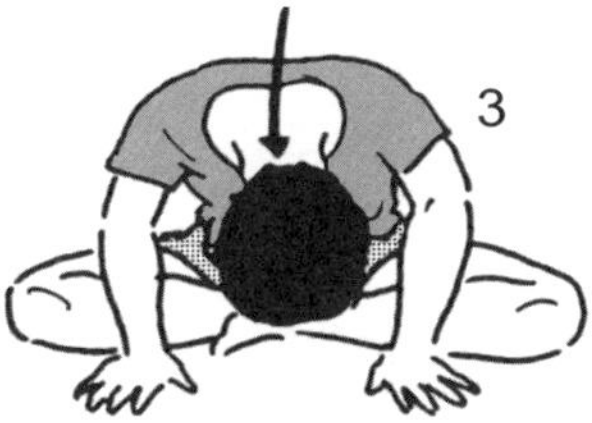

充分地把上半身往
前傾倒後閉上嘴由
鼻呼吸1～2分鐘

4

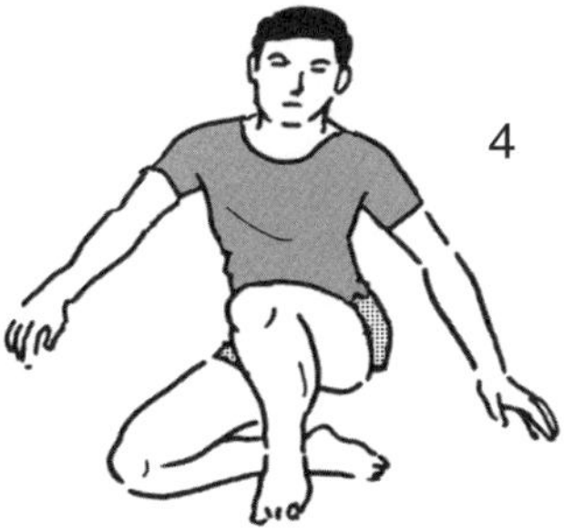

站起來

5

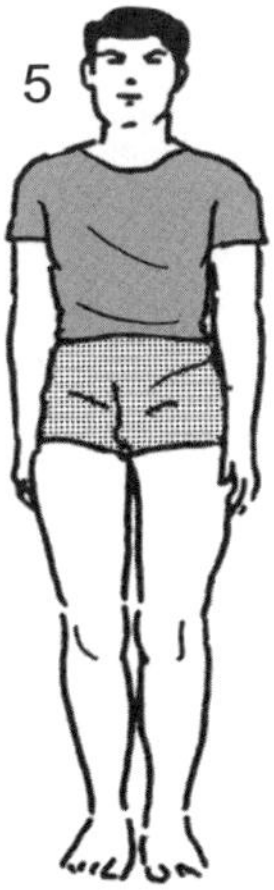

迅速聳起般
地直立上來

坐 功⑨

伸直手、繞轉頸項、用手背敲打背部的行法。

①端坐的姿勢，意識集中。

②雙手握拳，用力往上高舉。

③保持這樣的姿勢，頭部左右徐緩地繞轉一圈。

④放下雙手彎曲，手臂用力往後方拉引，在手肘處用力。

⑤以上的動作反覆五～七次。

⑥接著握著拳頭將雙手繞到背後，順著背脊左右手交互地敲打到臀部附近。左右各做五～七次。

【具有療效的疾病】 腰椎不安定症 骨骼軟化症 結核 胸膜炎 肺炎 熱性感冒 關節炎 風濕

坐功⑨

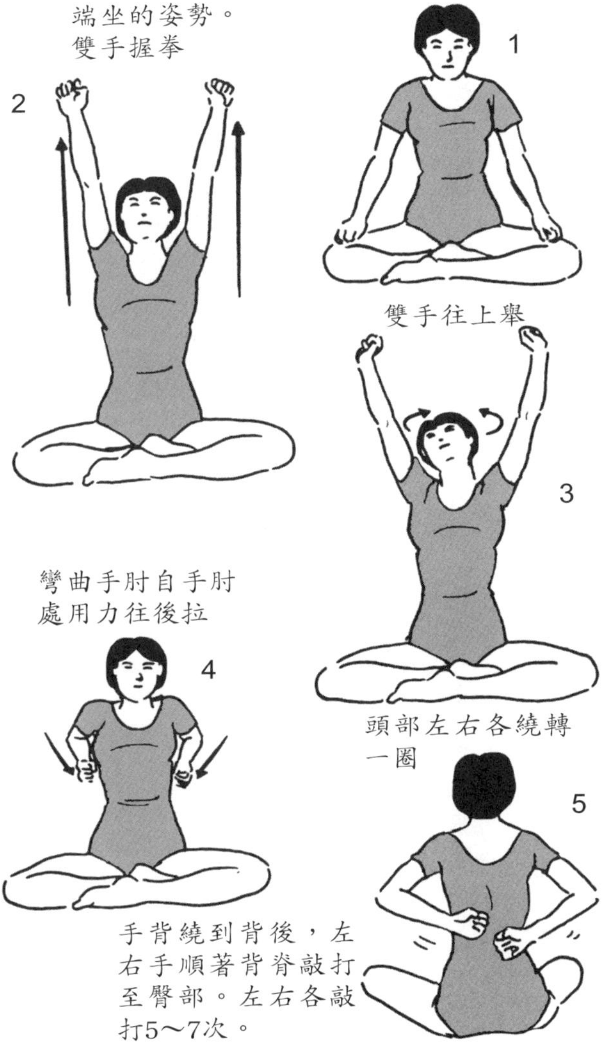
端坐的姿勢。
雙手握拳
1
2
雙手往上舉
3
彎曲手肘自手肘
處用力往後拉
4
頭部左右各繞轉
一圈
5
手背繞到背後，左
右手順著背脊敲打
至臀部。左右各敲
打5～7次。

坐功⑩

左右傾倒身體的行法。

①盤坐的姿勢，意識集中。
②伸開雙手按住耳朵。
③身體往左邊緩慢做大幅度地彎曲。
④朝向正面。
⑤往右邊徐緩而大幅度地彎曲。
⑥左右各做三～五次。

【具有療效的疾病】 熱性感冒　風濕熱　肺炎　支氣管擴張症　心律不整　腎炎　膽固醇　肝硬化　夜尿症　胃擴張

坐　功 ⑩

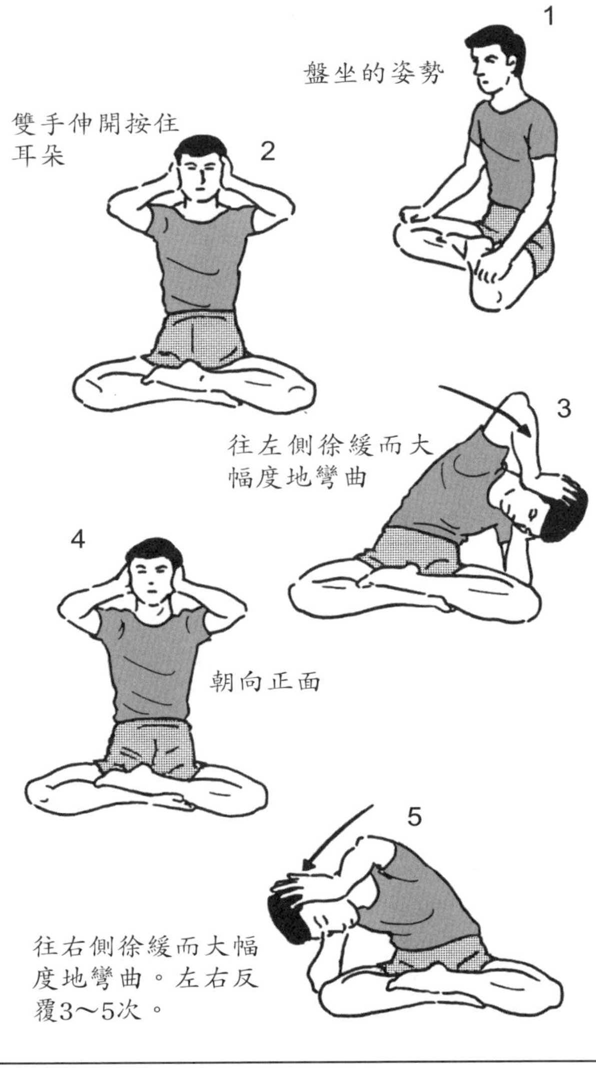
1
盤坐的姿勢
2
雙手伸開按住
耳朵
3
往左側徐緩而大
幅度地彎曲
4
朝向正面
5
往右側徐緩而大幅
度地彎曲。左右反
覆3～5次。

坐功⑪

用手按住腳底拉扯左右腳的坐功。

①端坐的姿勢，意識集中。

②雙腳併攏往前伸。

③雙手從膝蓋附近摸至腳底。帶著彷彿攀爬到高處的心境，用手掌順著腳往腳底摸。

④當手掌到達腳底時，首先用右手按住右腳底往身前拉。用力地拉使腳後跟碰觸大腿關節的程度。

⑤保持這樣的姿勢再改用左手按住左腳底，用力拉直到腳跟碰到大腿關節。

⑥以上的動作反覆五～六次。

【具有療效的疾病】 筋無力症　神經痛　風濕　前列腺炎　膀胱炎　膀胱結石　胰臟炎　肝炎　胃潰瘍

坐　功⑪

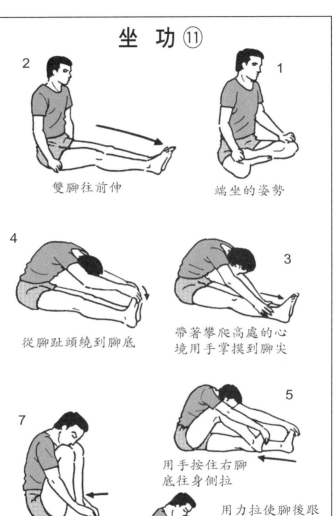

1
端坐的姿勢
2
雙腳往前伸
3
帶著攀爬高處的心
境用手掌摸到腳尖
4
從腳趾頭繞到腳底
5
用手按住右腳
底往身側拉
6
用力拉使腳後跟
碰觸大腿關節
7
左右腳依同樣的要
領練習。額頭要靠
住膝蓋

坐功⑫

雙手往上舉，雙腳緩慢用力踏的行法。

①保持直立的姿勢，意識集中。
②雙手手掌如支撐重物一般地往上高舉。
③抬頭仰看手背。
④保持這樣的姿勢依右、左腳的順序用力而緩慢地踏腳。
⑤踏腳五～七次。

【具有療效的疾病】 動脈硬化　靜脈瘤　痛風　關節風濕　變形關節症　咽喉炎　扁桃腺炎　流行性肝炎　肝硬化　肝癌　膽結石　慢性胃炎　慢性便秘　慢性胰臟炎　腸炎　胃癌　肺結核　肺癌　夜盲症　神經痛

坐　功⑫

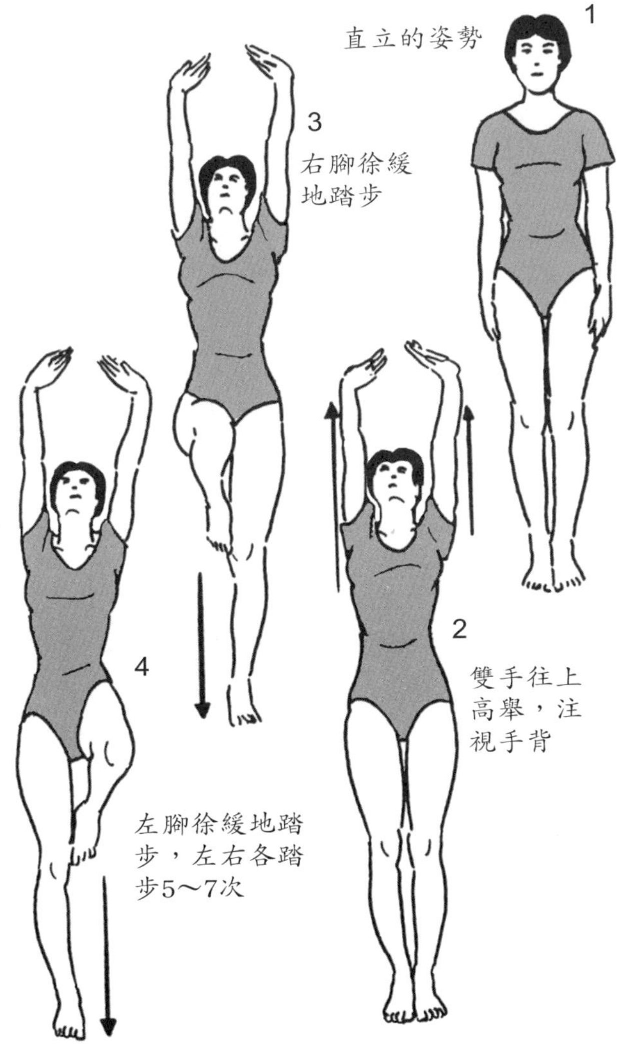
1
直立的姿勢
2
雙手往上
高舉，注
視手背
3
右腳徐緩
地踏步
4
左腳徐緩地踏
步，左右各踏
步5～7次

坐　功⑬

按住腳底單手舉高，仰視的動作。

①端坐的姿勢，意識集中。
②用右手掌緊緊按住右腳底。
③同時張開左手掌往上高舉，彷彿支撐重物一般。
④抬頭仰視盯視手背。
⑤保持舉起單手、按住腳底的姿勢在頸根處用力，縮起脖子使下顎碰觸胸口。
⑥交換端坐的雙腳左右各做一次。
⑦左右各做三～五次。

【具有療效的疾病】　胃炎　胃潰瘍　十二指腸潰瘍　盲腸炎　胰臟炎　急性肝炎　狹心症　心肌梗塞　肝癌　肝硬化

坐功⑬

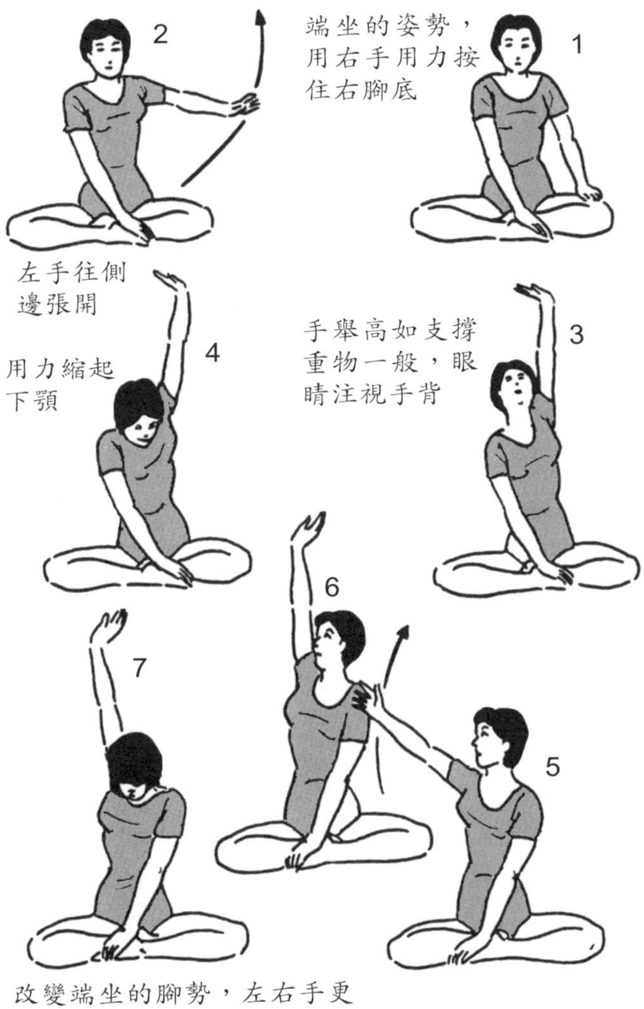

改變端坐的腳勢，左右手更換做同樣的動作3～5次

坐功⑭

左右手臂交互往上舉的行法

①盤坐，徐緩地呼吸使意識集中。

②打開雙手手掌。

③彷彿提起重物一般，將左手手掌往上伸直，右手手掌按住左胸膛。

④左手指朝內，眼睛注視手背由口吐氣。

⑤左右交換動作。

⑥左右各反覆五~七次。

【具有療效的疾病】　急性胃炎　貧血　結膜炎　鼻出血　上顎部腫瘍　急性淋巴腺炎　結核遊走腎　腎周圍膿瘍

坐　功⑭

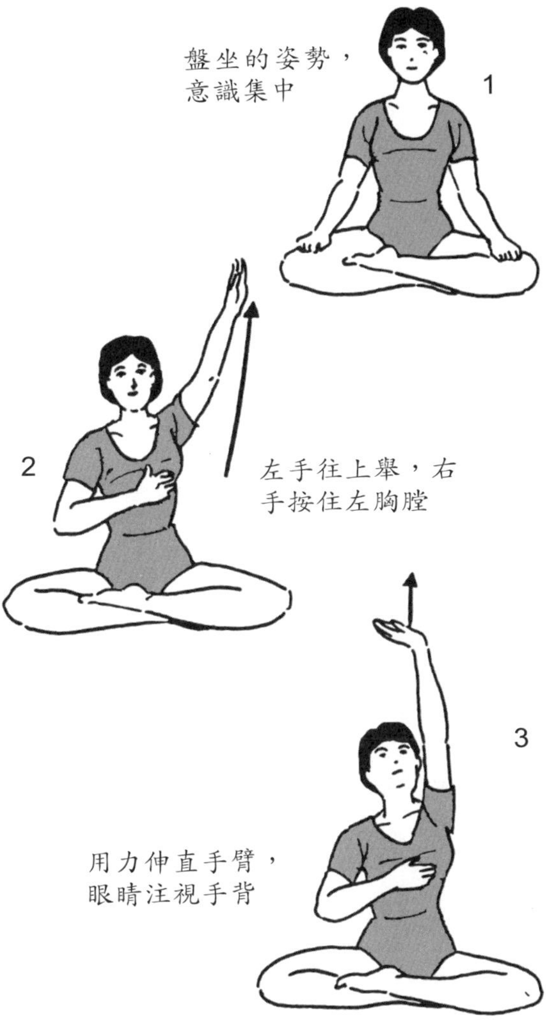
盤坐的姿勢，
意識集中
1
2
左手往上舉，右
手按住左胸膛
3
用力伸直手臂，
眼睛注視手背

坐功⑮

雙手伸直繞轉頭部的行法。

①採跪坐的姿勢，意識集中。
②打開雙手手掌伸直雙手，然後往上高舉。手背朝下，由口吐氣。
③雙手往上高舉的同時，彈跳式地站立。
④保持這樣的姿勢繞轉頭部三～五次，完畢後由口吐氣。
⑤以上的動作反覆三～五次。

【具有療效的疾病】 熱性感冒　風濕熱　中耳炎　偏頭痛　痔　惡寒　側頭動脈炎　強直性背椎關節炎　緊張性頭痛　副鼻腔炎性頭痛　鼻出血　急性淚囊炎　角膜潰瘍

坐　功⑮

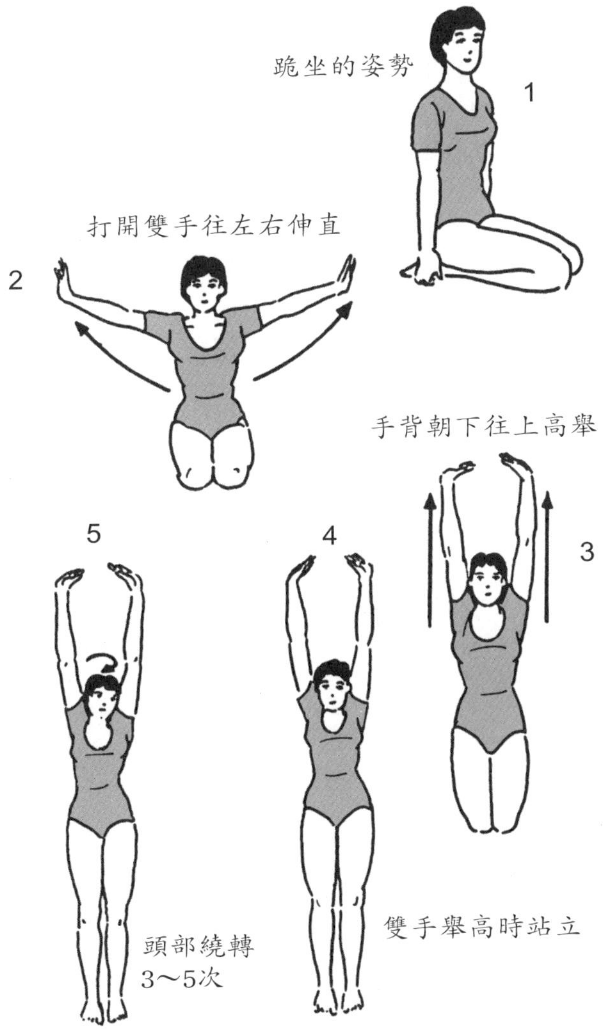
跪坐的姿勢
1
打開雙手往左右伸直
2
手背朝下往上高舉
3
4
5
雙手舉高時站立
頭部繞轉
3～5次

坐功⑯

用手背按壓膝蓋的行法。

①盤坐，徐緩地呼吸，意識集中。

②雙腳往前伸、併攏。

③雙手拇指輕輕按在拳頭內，用拳頭的底側用力按膝蓋時由口吐氣。按壓三～五次。

【具有療效的疾病】 神經痛　風濕　動脈硬化　惡性貧血　嗜眠症　便秘　胃、十二指腸潰瘍　急性胰臟炎　糖尿病　結核性關節炎　巴塞杜氏症　淋巴腺炎　甲狀腺腫　帶狀疹　腹瀉　腸炎

坐　功 ⑯

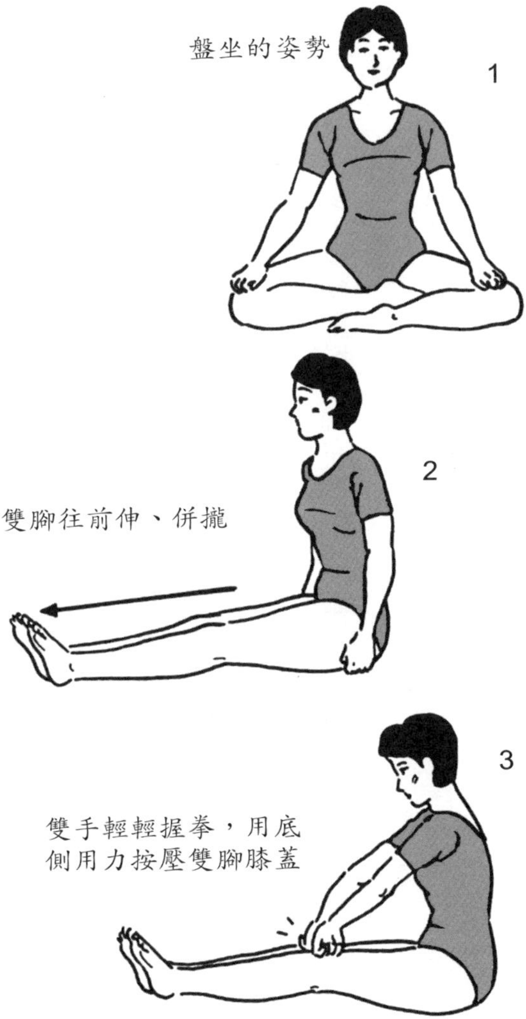
盤坐的姿勢
1
2
雙腳往前伸、併攏
3
雙手輕輕握拳，用底
側用力按壓雙腳膝蓋

坐功⑰

成仰臥姿勢用手臂及腳尖支撐身體，左右腳各往前伸的行法。

①跪坐。姿勢安定後意識集中。

②雙手手掌貼在後方地上，抬起雙腳膝蓋。

③突然將右腳往前伸，右腳伸直用左腳膝蓋碰觸地板後由口吐氣。

④為了支撐全身在右腳腳跟及搭在地板上的雙手手掌上用力。

⑤縮回右腳，接著左腳突然地往前伸。左腳伸直右腳膝蓋碰觸地板後由口吐氣。這時為了支撐全身，左腳腳跟及搭在地板上的雙手手掌上用力。

【具有療效的疾病】 舌炎　猩紅熱　失眠症神經痛　風濕　穿孔性腹膜炎　腸閉塞　肝硬化　慢性胃炎　消化不良　胃擴張

坐　功⑰

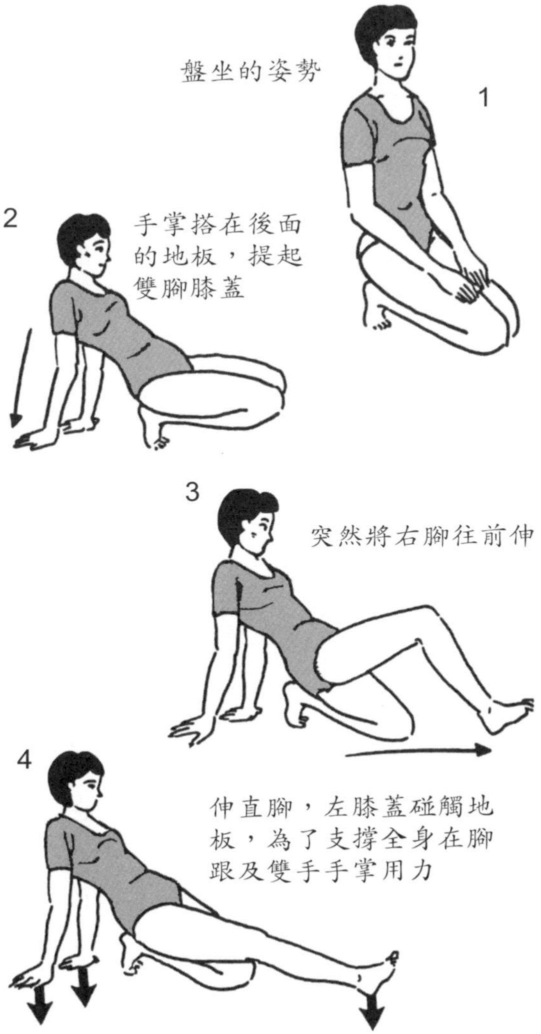
盤坐的姿勢
1
2
手掌搭在後面
的地板，提起
雙腳膝蓋
3
突然將右腳往前伸
4
伸直腳，左膝蓋碰觸地
板，為了支撐全身在腳
跟及雙手手掌用力

持續陳希夷的導引有一種安全感

患有頭痛疾病的人，可從上述的坐功中導出對頭痛具有療效的坐功做練習，再選擇最令自己感到舒服的坐功。不久，頭痛的疾病就可治癒了。治癒後不要停止練習，必須持之以恆。如此一來，將不會二次感染同樣的疾病。

當人知道從此之後不再會染患任何疾病時，將是何等地愉快啊！當時必定可獲得極大的安全感。沒有比這個更令人放心了，生活當然會變得快樂無比。這並非刻意所產生的安全感，而是遵照「氣」的法則所萌生的安全感。

我回想起在服役時的日子，一天行軍數十公里，累得精疲力竭，好不容易中獲得休息。脫掉皮靴，躺在身旁的草叢裡，全身放鬆享受日光浴。當時，全身感到雀躍無比的喜躍。即使沒有因行軍造成的全身疲憊，日光浴委實令人感到舒暢。

尤其是初春暖和的陽光和秋天晴空萬里時的靜寂，對人而言可謂至高無上的享受。一切是那麼沈靜安穩，何以會感到沈靜安穩呢？這是氣沈靜安穩的緣故。把自己所有的一切交給沈靜安穩的氣是何等的愉快啊！

所謂導引彷彿在陽光普照的屋簷下打著哈欠曬太陽似的，承受天地的恩惠一般，將全身交付給自然。對陳希夷的導引只管以曬太陽的心境去練習吧！換言之，只要將自己的身體完全委任給自然的氣流法則。

把自己的身體委任給氣流法則，又有什麼奧秘呢？正如前面反覆地論述，它可以使人治癒疾病並且不再染患任何疾病。

舉例而言，當季節轉換時，人容易傷風感冒，為什麼呢？是因為碰到氣的轉換期。大自然的氣流稱為大周天，也就是宇宙的氣流。但是，若練習導引即使碰到氣的轉換期，也不會產生感冒。因為小周天（體內的氣流）和大周天（自然宇宙的氣流）彼此協調適應，若順從小周天，自然也能順從大周天，這就是導引。

飲食後該注意些什麼？

我們的飲食中有許多食品是由國外進口的。而且，食品添加物日益增多，到處充斥著各種人工合成食品，甚至還有吃進人體後會造成邪氣滯留體內的食品。正因為如此，「該如何將所進食的食品排出體外」遠比「選擇食品」更為重要了。

因此，為了避免不自然的食品所含的毒素滯留體內，如何使排泄順暢是生活中最必要的智慧。

導引術可將體內邪氣排出體外，使身體保持自然的狀態，因此，若能確實施行導引術使腎臟、腸胃等的內臟機能活性化，即使吃了違背自然的食品對身體也不會造成傷害。

飲食對脾臟會造重大的負擔。所以，用餐後最好避免急速站立或躺臥等使脾臟負擔太大的動作。

用完餐後直接用手掌在腹部的左右各按摩一百次。然後用右手手掌摩擦右側的腎臟，左手摩擦左側的腎臟。摩擦完後若還有時間，接著用右手手掌反覆十數次摩擦左手手背，再用左手手掌也摩擦右手的手背。

看報紙時一邊按摩手或飲食後摩擦手背的動作，是有效地促進消化的導引術。

第六章　洗心術使頭腦健康

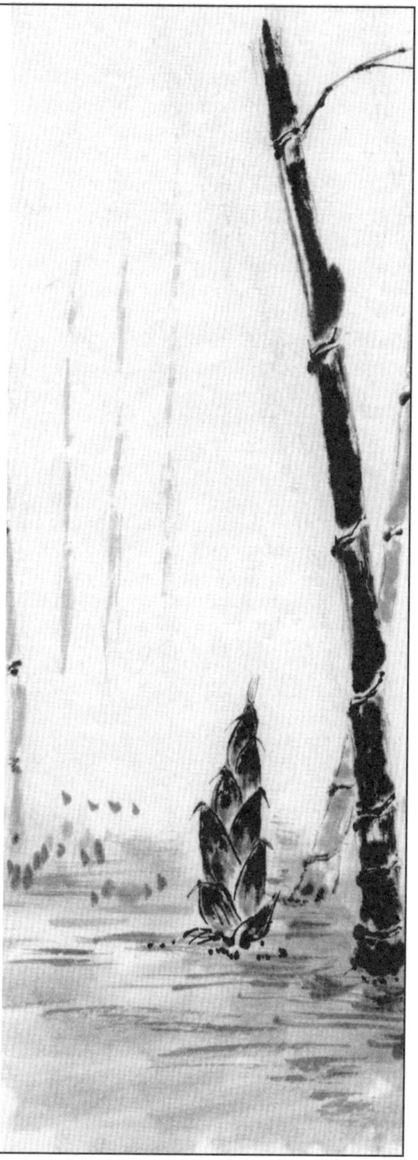

處。

洗心術是你的救星

各位看過以上的敘述，並確實施行數項氣功法後，一定會發覺「氣」的神妙之

本書和其他的小說、散文不同的是必須先身體力行才能理解其中的道理。

一般人或許會認為既然如此只練習氣功法就可獲得健康，不過，除了身體的健康之外，還必須有心靈的健康。所謂心靈的健康是指能擁有愉快的人生。

我經常說「美麗與健康是一體的」。所謂真正「健康而美麗的身體」就像是嬰兒迅速成長的身體。

那麼，「健康而美麗的心」指的又是什麼樣的心呢？各位最先想到一定是那種具有教養的人、具有哲學性思考的人、崇尚信仰的人等，舉凡身具教養、哲學、信仰的人就是有健康而美麗的心。

但是，嬰兒並不需要大人腦中所思考的學問，他們天生就是個完美。而教養、哲學或信仰等反而使自己受到束縛並令他人痛苦。能打破這種常識的思想就是道家

的思想，它是使人不會因疾病而死亡又能快活生存下去的方式。

嬰兒的柔軟身體正是道家修行的目標，嬰兒那溫柔的心正是道家的哲學。

在日本道觀每月召開一次到兩次的「道家的哲學（洗心術）」的講習會，每次為期兩天。只要利用兩天的時間就可消除三年、五年至十年來的歇斯底里症、自律神經失調症、精神分裂症、自閉症等所有心靈的疾病，同時也可讓人徹悟如何生存，以及自己所應前進的目標。

以現在的常識而言，身上百疾盡除並能返老還童無異是神話。然而洗心術卻真的能治癒心靈的疾病，使各位如願以償的「萬事如意」秘法。

長久以來我一直堅持洗心術不在書籍、文物中公開，不過，思想受到誤導加速嚴重化的現在，為了眾多人士的心靈健康，並希望大家能摒棄煩惱過著幸福安樂的生活，決定在本章摘錄洗心術。

洗心術是道家哲學的一環，每次並不探討同樣的問題。每次講授的問題會隨著聽講者的性別及年齡的差異而有所改變。

洗心術是探討人的生活中最重要的問題。

不替人解開問題的癥結而使人主動徹悟的是坐禪，我想讀者應該會明白那一種方式較迅速能達到徹悟的境地。

心靈的疾病多半出於身體上的原因

心靈煩惱的原因多半在於身體上的不適或失調。若能治癒身體上的不適，自然就可解除心靈的煩惱。

我想有不少人身體狀況不好時，情緒會顯得暴躁，在工作上神經緊繃，造成胃痛等。

其中去醫院檢查、治療，但症狀卻日益嚴重成歇斯底里或憂鬱症的人，會轉到精神科求診或從宗教上尋求慰藉。

由此可見，心靈與身體本來是無法分割的，但是，西洋醫學的觀點卻把身體上的疾病及精神上的疾病分門別類處理。只醫心靈或只療身體的做法其成效是有其限度的。身與心兩者本是一體，治病時應兩者兼顧才能奏效。

各位到書店任意瀏覽書架上的著述，即能明白精神和身體分別討論的想法仍然有其範圍的。

書店裡的書籍都是分門別類的排列，屬於精神方面的書籍中從精神醫學書到心理療法、宗教至各種的心靈鍛鍊法，有關治療歇斯底里症或消除憂鬱症等心靈煩惱的書總是並排一起，據說讀者多半是上班族或學生。從市面上有這麼多治療心病方面的著述、雜誌，不難發覺有心病的人何其多的事實，而世上若果真有可以解決心靈問題的治心妙法，則又何需如此雜多的論述。

有許多患有歇斯底里症或各種心靈疾病的人，來日本道觀求助。這些人多半是閱讀過各種的著述、嘗試過各種治療法後仍然無法獲得效果的人。

有些人服了藥後病情雖然短暫地轉好，然而不久病狀又會復發。所以，有不少人認定心靈的問題並不是那麼容易可以治療。

然而到我這裡尋求救助的人，一般並不立刻向我表白其內心的癥結。譬如，年輕女性對男性的恐懼症或男性對女性的恐懼症等。當事者認為向他人表白這種心結是可恥的事，同時也認定這種心病並無法輕易地治療。

心靈的問題之所以令人覺得難以治療，也是因為一般人都只想治療發生問題的心，因此，即使我保證「利用氣功法可治癒心病」，多數人仍然覺得半信半疑。

對於患有歇斯底里或憂鬱症的人，我會依其症狀指導適合的氣功法。然而腦海中只抱持著「心是心、體是體」想法的人在剛開始似乎很難理解我的做法。

「氣」的醫學是綜合穴道與呼吸的健康法，是藉著呼吸的過程，從各個角度與方向活動身體筋骨以恢復身體的活力、治癒疾病、使老化的身體回復年輕。

它並不僅是治療身體的健康法，更具有使人的心與身合而為一的特徵。所以，對於有心病的人我也指導他們要練習活動筋骨的方法。

以下以實例作說明。

患有歇斯底里、憂鬱症者頭腦頑固、身體僵硬

仔細觀察患有歇斯底里或憂鬱症者的人會發覺他們的全身非常僵硬。即使經過各種指導，剛開始當事者還是無法隨意志活動身體。

這是因為心的癥結反應在身體的關係。頭腦頑固的人，亦即想法不夠圓滑的人，雖然不是所謂的疾病，但多半頸項堅硬，而不願聽從他人意見者的耳朵也都成

內彎的形狀。換言之，個人長久以來在想法上所固執的癖性會影響到身體的狀況。如果不同時消除心靈與身體上的癥結，則心病無法根本治癒。

除了歇斯底里或憂鬱症等精神疾病之外，程度較為輕微的個人害羞性格、在眾人前容易怯場，或因個性內向無法與人溝通等個人性格上的問題，其根本原因在於身體上有著潛在性的病痛或煩惱。

所謂身體上的煩惱以男性而言，主要是陰莖短小的自卑感，而女性則多半是陰毛過長、口臭或容貌上的自卑感。但是，當事者並沒有發覺，或即使有這些煩惱也難以向他人啟口傾訴。

長年來治療過許多人的各種疾病的我，即使當事者嘴上不說也能一眼洞穿其隱藏的煩惱。尤其是顯得無精打采、毫無生氣者的情況，多半是當事者沒有發覺身體上的不適所造成的。像這樣的人即使再三地向他強調「要改變生活方式」「擁有生活目標」也是無理強求，若無法根治其病源，即身體上的煩惱或不適，也無法治癒其心靈上的問題。

上述心靈上的煩惱或身體的不適在西洋醫學並不認為是一種疾病，但是，從氣的醫學立場看來，往往是影響深遠的疾病。而且，對於西洋醫學認為無法根治的症狀在氣的領域中亦有其適切的治療法。

拂卻我執（固執）生活才有樂趣

如前所述，要消除內心的煩惱重要的是，要治療其身體上的煩惱或不適病源，不過，還有必須在此一提的，那就是在氣的醫學上非常重視心態的保持。

換言之，身、心都必須處於自然的狀態。所謂自然的狀態亦即健康的狀態。以人體為例，不自然的狀態並非單指疾病。依西洋醫學的觀點，認為近視或老花眼等並非疾病，然而人本來應該能清楚看見事物，既然眼睛看不清楚外界的景物，可見身體是處於不自然的狀態。

心的問題也是一樣。所謂心處於不自然的狀態並非單指患有歇斯底里或憂鬱病等精神上的疾病。當內心有所固執時，心就會陷入不自然的狀態。而這個固執正是造成所有不滿、煩惱的原因。

以精神和身體的關係而言，當身體染患疾病時心就很容易造成固執，一旦心產生固執時又會使身體上的疾病惡化。

長久患病的人，其內心的固執也會變強，當內心有強烈的固執時，在治療身體的疾病時往往難以得到效果。

人用雙腳步行本來就違背自然

「氣」的醫學是以順應自然、與自然合為一體的老莊思想為骨幹而架構成的健康法。在五千年前就有一批人奉老子「自然的狀態才是人類至上之福」的訓示為圭臬，而努力追求如何才能使人的生活回歸自然。這就是道家。

道家認為人就是因為採取用雙腳步行的不自然動作，才造成身體上的不適，為了這些不適使人保持原有的自然狀態，而研究出一套道家獨特的治療法。

人之所以異於其他動物能擁有現代的文明，是因為藉由雙腳直立並使用雙手、大腦發達的緣故。但是，從另一個角度而言，由於人的肢體構造和四腳動物幾乎相同，無怪乎用雙腳步行會造成身體上的不適，出現病害。

這種不自然的狀態會使全身血液循環不良。氣的醫學上非常重視血液的機能，尤其是與氣（利用呼吸所供給的氧氣）合為一體在體內循環的機能。與氣合為一體的血液的狀態稱為氣血。氣血不通身體就出現癥結，結果造成疾病而使肉體老化。

因此，若能使身體各處的氣血循環順暢即可治癒疾病，老化的身體也能返老回春。而氣血的循環深受心態掌握的影響。當心處於自然的狀態時，氣血的循環也變得活潑。相反地，內心有煩惱或固執時，氣血的循環不順就會造成疾病。

上述所謂的心靈固執道家稱為「我執」。

身體疾病的原因當然並不全是我執的關係。阻礙氣血的流暢除了是身體不自然的動作所造成的障礙之外，遇冷、不自然的飲食或藥劑、過勞等也是誘因。當因為這些原因而產生疾病時，內心就很容易產生我執，而且因疾病造成我執時該疾病就越難根治。

有些人雖然身體的疾病已經治癒卻不承認，那是因為自己認定「既然以前都沒那麼容易治好，怎麼可能一下子就痊癒」的觀念，死不承認的心態所造成的影響。這也是一種我執。

同時，這種人往往帶有「如果身體真的好轉時，也許周遭人就不會那麼體貼我了」的不安。他們的內心深處潛藏著這種渴望被照顧的心態。在這樣的狀態下並無法使氣血充分流暢。

有些人在練習氣功法時也會使出多餘的力氣、在不必用力的地方使勁、不依指導的方式而自我操作。即使用嚴厲的語氣注意它「千萬不要用力」或「要坦率聽從指導」也沒有效果。那是因為他們的內心具有不願意聽從他人所言的我執。

由此可見，我執會造成身心的煩惱或疾病，也會阻礙修練的效果。針對這一點，在日本道觀也指導個人對心態的掌握法，這個方法就稱為「洗心術」。是將道家深奧的教義活用於生活中的方法。

一、早島正雄的「洗心術教室」

心病的原因在於自己本身

環視周遭便會發覺身染不治之病、工作不順遂、家庭不和、與人無法和平相處等，在生活中抱有各種煩惱的人遠比過得幸福者為多。

那麼，到底因何而煩惱？追究其原因在於其人本身。換言之，由於煩惱者本身具有我執中造成煩惱以及各種疾病，並妨礙其原本可以過得愉快的生活。

人本來是陽性的生物。這一點只要看嬰兒就能明白。嬰兒只要碰觸其臉頰或輕觸其小手就有反應，並會開朗地微笑。碰到肚子餓或尿片髒時會大聲哭泣，當尿片換新後就滿足地入睡。

這種狀態稱為「陽氣、陽精、陽神」，簡單地說是一種天真無邪的陽氣。這是人本來的姿態。但是，隨著成長會漸漸消失而變成「陰氣、陰精、陰神」。這是因為內心產生我執而肉體也老化的緣故。

那麼，內心為何會產生我執呢？這是被自己的慾望蒙蔽所致。嬰兒當然也有各種慾望。肚子餓就哭、想睡就睡，除此之外別無慾望。然而長大後卻不因此而滿足。慾望本身並無過失，問題在於人最後卻被慾望所操縱。

當內心產生我執時，本來應可以滿足的慾望卻無法獲得滿足。而其不滿會日形擴大。

總而言之，只要捨棄內心的固執才能愉快地生活。若能愉快的生活內心就不再有任何煩惱。為了要愉快的生活必須保持身體健康。如此一來，自然能明白「何謂愉快的生活」。

如果身心都處於健康狀態、順應自然的身心狀態，人生就會變得有趣。

據說練「氣」的人每天、每時、每分鐘、每個呼吸都能感到生存的愉快。這是因為身體的邪氣完全排出體外，可以確實地感覺自己和自然合為一體。到了這個境界自然能明白人生在世是何等的尊貴、美妙。

這並非藉由他力產生的願望（他力本願）。而完全是憑著自己的想法改變自己的心態，利用自己的呼吸及身體的動作，改變自己身體的狀態。其根源就是道家的思想。

道家以「性命雙修」為宗旨。簡言之，是指人藉由身心的修行即可獲得幸福的意思。而且重要的是，要使今天的我不同於昨日的我。自己改變才是獲得幸福的唯一手段。

以下就以問答的形式具體地說明如何改變自己、解決心病的方法。

醫學一點也沒有進步

早島　接著我們就進入洗心術。不過，各位聽了我的談話後請自己尋找解答。一旦找出解答後疾病就會迅速地痊癒，而且會明白何以痊癒的道理。各位也許會反駁說：「怎麼可能？我身上的雜症那能輕易治好。」不過，在另一方面卻也會猜想「真的有這麼神奇的事嗎？」有些半信半疑吧。因此，第一次到日本道觀來的人似乎都有點害怕。其實世界上再也沒有這麼好的地方了。

A先生你是風濕痛吧，從那裡來的？

A　鹿耳島。

早島　啊，是嗎？上下樓梯時一定覺得頗不自在吧！染患這個疾病多久了？

A　已經是第七年……。

早島　經過七、八年的話頭腦也會有風濕。你自己大概不清楚，不過，在進行洗心術的過程中你自然會明白。

希望B先生的病、腎臟也要早點治癒。

B　（點頭）。

早島　現在已經有所謂的人工腎臟，一般認為醫學已相當進步，其實並不然。能治癒疾病才可說是進步。人工心臟是西醫學界在無法治癒腎臟病的情況下，才開發出來的東西。而且裝人工腎臟的費用頗為可觀。然而做洗心術根本不需要裝置人工的東西。

各位是否知道什麼叫做亞脫臼？

全員　（靜悄無聲）。

早島　亞脫臼是一種運動現象，要治癒它必須正本清源。所謂正本就是治癒骨骼，若要治癒骨骼必須使污濁的血液清淨。因為血液是製造肌肉、骨骼的原料。

A 是血液嗎？

早島 是啊！以你的風濕而言，只要血液清淨就能迅速痊癒。變形的關節也能回復正常。C先生是腳部痲痺，到底是怎麼樣的情況？

C 右腳有一半左右，左腳全部痲痺。

早島 右腳和左腳的差別如何？

C 三公分左右……。

早島 練習氣功法後已過了半個月吧！較短的那隻腿已經伸長了許多。

C 真的嗎？

早島 你沒有注意到嗎？已經伸長了許多。練習了半個月的氣功法若沒有任何改變不是沒有認真做，就是做法上有所錯誤。

D 我的胃腸不好，經常反覆著便秘、腹瀉……。

早島 那麼不趕快治療不行啊！不過，胃腸的疾病用不著擔心。

我們這個道場有一個木匠專門修護道場上的破損物品，剛開始他非常頹喪的說

「患有胃潰瘍必須手術，不過，這個年紀大概也活不久了」。然而到我們家裡來工作後時常和我喝茶聊天，不知不覺中胃潰瘍已經痊癒了。現在工作起來極有幹勁。那是因為他的觀念已經改變了。

真正想做的事是什麼？

早島　為什麼到這裡來呢？

E　在眾人前會感到怯場。

早島　在什麼樣的地方？

E　譬如上理髮廳，總是提不起勇氣上理髮廳。一進了理髮廳就感到緊張。

早島　不要只是緊張，要想想為什麼緊張。是不是因為理髮廳裡有女人？

E　一緊張肚子就鼓脹還會放屁（哄笑）。

早島　如果只是有腹脹感就上廁所放個屁吧！只要腦海裡想著緊張，任何人都會緊張，所以這是很要不得的。要不要試試看？

你看，你已經緊張起來了、肚子鼓脹起來了。如果想要打嗝就會打嗝！因為完全是自己製造這種狀況。你一天做幾次按腹氣功法？

E　早上和晚上兩次。

早島　打嗝是為了運動，打嗝後接下來會不停的打哈欠，打了哈欠緊張感就可治癒了。

E　深呼吸時會覺得身體輕飄飄的。

早島　也有這樣的人。

聽說你參加東大考試而落榜？只是考東大也沒什麼作用。你應該還有新的目標吧！不過，有了目標卻鮮少有人會去達成。你現在的目標是什麼？到這裡來有何期待嗎？

大家都不知道自己真正想做的是什麼。不過卻總是會有個什麼目標吧！像考試落榜就是這樣。經過這些過程後自己就慢慢地會明白這是沒有辦法的事。這時只要重新再來就行了。

成人的想法和孩提時代大不相同，是因為自己改變了。從前令你感激涕零的書籍，現在再看一次反而覺得了無生趣。

我個人也著述三十餘本書籍，在每次著作時會有文筆變好或變差的感覺。疾病也是如此。當不知道病情是否轉好或轉壞時就練習導引術。這會使自己清楚地明白身體狀況。

社會上意外地有許多令人不快的「聲音」。像遭到恐怖分子迫害而講話變成顫抖。這時只想把聲音治好是不行的，必須連同身體上其他的不自然狀態一起治療。譬如身體的姿勢外向往右偏或往左偏的狀況也應一併治療。

頭腦柔軟化後疾病即可治癒

早島　C先生，你麻痺的頭腦必須趕快使它軟化。因為頭腦柔軟化後，手腳的麻痺也可一併治癒，問題在於頭腦。

從前我在全國各地巡行並替患者治療，其中有中風或小兒麻痺等各種疾病，多半一個星期即治癒。但是，也有人因為我不在身旁又回復原狀。雖然明知只要練習導引術疾病就不會復發，但是，生性懶惰的人就偏不能主動去做。大家只倚賴我這個外人，這些人的腦筋實在太僵硬了。

目前我正在治療一個腿筋萎縮的孩子。這個孩子用氣功法持續治療了兩年，症狀時好時壞很難根治。原因是小孩太過於依賴我。然而到這裡大約三個月後，他腿肚上的肌肉幾乎已經軟化了，連我都大為吃驚。僵硬的腿肚肌一旦鬆軟下來，腳筋萎縮症就治癒了。

染患筋萎縮症的人，其腳會與一般人短小十公分至二十公分。

這是因為腰關節處的筋太過深入而造成萎縮。練習氣功法一個月後可伸展三公分左右。如此一來，走路就輕鬆多了。筋萎縮的人之所以會手抖腳顫，是觀念所造成的。所以，我才說必須使腦筋柔軟化。

有些人的頭腦的確頑固不化，即使告訴他已經痊癒了，不要再有抖手的動作。然而，他依然這樣（做出抖手）。

C　老師，你是在做暗示嗎？

早島　不是暗示。事實上病真的已經痊癒了，只是腦筋頑固者不願意承認這個事實。

當然，因中風而手臂扭曲，給醫生檢查被說是中風難以根治，所以就認定自己的中風永遠治不了。因此，即使真的治癒了也不以為然。其實中風只要一天的時間就可治癒。

但是，由於腦筋頑固，即使告訴他「你已經痊癒了」。他嘴裡雖然表示道謝，手仍然抖個不停。

A先生，你到鳥取縣的米沙溫泉是聽誰的建議？

A　聽說那裡的溫泉對風濕極有療效。

早島　是聽誰說的？書上寫的嗎？

風濕病的確保暖最重要，因為它是遇冷而引起的疾病。風濕患者一百人中有九十人是女性。從前有一本書叫做《諸病原候論》其中提到風濕病是因遇冷而造成，泡溫泉的確有其效果。不過，卻很忌諱在泡溫泉時吹風著涼。只聽說溫泉很有療效，而沒有事先做過調查就貿然地泡溫泉是沒有用。

針灸也是一樣。雖然目前似乎蔚成風氣，不過這是自古以來就有的治療法。但是，大家都非常草率，只從書上獲得知識並不真正懂得用針的方法。簡單地說只是從書上獲得一些用針的技術罷了。所以根本治不好。

不論是針灸或溫泉都有其好處。但是，如果不了解人體的根本原理是無法治癒的。當然，不明究理而療癒疾病並非沒有，只是極少數而已。這就好比不拜神明只拜貢品卻能療病的人一樣。不論採取什麼方法，只要當事者的腦筋真的已經軟化，疾病就能痊癒。

除去心中的我執就不再有憂鬱症

F 我有時會覺得憂鬱，而且對自己感到極端厭惡想要自殺。

早島 在什麼狀況下會變得憂鬱呢？

F 也沒有特別的原因呀！

早島 那只是你不知道而已。因為有原因才會有憂鬱，你從來沒有去探討這個原因吧！最好仔細想想看。

但是，疲倦和憂鬱不同哦！身體疲倦時無法動腦筋是因為「氣」消失的關係。當你疲倦時腦中會想著什麼呢？仔細想想看。這就是憂鬱症的原因。

F 我好像掌握住什麼清楚的事了。

早島　這是辯解啊！大家常會掛在口上「我覺得人生就是這樣」之類的言語，這種說詞毫無助益，人生才不是這麼回事。如果知道這一點就不會染患憂鬱症了，必須矯正根本的觀念。

人生是指人去生存還是被安排生命呢？各位應該察覺其中的道理。

從前我曾經治癒一個沒有中指的孩子，醫生說這是不癒之症。因此到我這裡來求救。我仔細看他的中指，竟然是往裡側凹陷。當時我覺得在他上幼稚園之前一定有辦法治癒。

在持續的治療過程中，每天早上手指就會伸長出來，到了晚上又凹陷下去。不過，後來不再陷下去了。這種疾病的症狀清楚可見，和腎臟病或肝臟病不同。風濕症或骨髓炎也是一樣。

像內臟器官是自己無法從外觀上發覺其症狀的好壞。而思想的頑固、柔軟與否，也是無法用眼睛看出來。憂鬱症是如此，煩惱也是一樣。再加上利用函授指導治療至少須花費長達一年的時間，大家一想到費時良久就不信任了。而且又是眼睛看不見的。所謂煩惱是因為對煩惱的事過於執著才會煩惱。只要不執著，心中無牽掛。治療憂鬱症只有這個方法啊！

道家生存之道是捨棄一切萬物皆空

早島　我的祖先叫做大高坂，在高知縣的鄉土資料館沒有留下任何史蹟。他是動功術的名人，然而卻沒有留下任何資料，一般人覺得很不可思議。因為我的祖先是道家，道家不會留下任何事物。不論是財產或名譽。

道家的修行非常嚴格，對自己相當嚴格，但是對他人卻非常隨和。

人的生存方式大約有三種，儒家、佛家、道家那一種較好呢？其實這並無好壞之分，而是端看個人要以那個方式生存。

佛教認為塵世疾苦，所以死後即能往極樂世界。

而儒家認為應對君主盡忠、孝敬父母、行止謙讓，另一方面提倡忍耐的精神，此外還忌諱大聲說話及女性應該端坐等等。

但是，道家的生存方式就像我周遭的環境一樣。人是否會重生不得而知，死後也並不見得有極樂世界。既然這個世界是痛苦的，另一個世界也未必是快樂的。既然能在這個世上活的愉快，在另外的世界亦能得到喜樂。具體的做法是建議大家要吃好吃的、做想做的事。

佛教是利用一再地學習以掌握虛空。道家則是捨棄一切使萬物皆空。每個人其實都擁有許多的事物，即使叫他捨棄也緊抓不放。雖然大家都否認有這樣的事，然而人確實擁有許多事物。

「我執」就是其中之一。脫離我執，洗心術就是教導如何放手的方法。無法脫離我執的人，覺得生活彷彿若有所失。人不捨棄這種執念是不行的。

收藏古董的人死後其收藏品仍會留傳下去。那麼，那些收藏品又代表什麼呢？只不過是表示那個人在有生之年保管過罷了。但是，人生在世時卻認為那是自己所擁有的物品，這就是我執。如果除去我執，一切都是虛空，彷彿行雲流水。

若要脫離我執，最重要的是不要帶著慾望看待事物。譬如，買古董就揣測可從中獲利多少等。以宗教家或儒家而言，如果只是因為某人偉大而想要效法其精神而效法，其為人處事倒無所謂。但是腦中不要抱著「向這個人學習即可成為聖人、賢者」的慾望。

越懂得宣傳的人越糟糕，不論是畫家或作家都一樣。目前廣受好評的作家也沒什麼了不起，他們死後會留下作品嗎？不！那麼，歷史留下的作品是不是因為該人的作品極為卓越呢？答案也是否定的。夏目漱石就是屬於這種作家，他的好作品只有《我輩是貓》而已。而且那還是因為他的弟子太偉大的緣故了。

無法治癒疾病的人再怎麼費心思也沒用

早島　聽說過巴士翻落山谷的事件吧！其中卻有人毫髮無傷。身體柔軟時就不會受傷，否則必定傷痕累累。

頭腦也是一樣。有些人雖然身體柔軟，腦筋卻極為僵硬。只有頭腦柔軟才能使身骨也跟著柔軟。

使頭腦軟化的秘訣是不要思考無聊的事。有人把人生比喻為「編織的繩索」。編織的繩索一進一搓、有苦有樂，穿雜交錯而成就是人生，這是儒教的觀念。佛教的教義就不同了，它認為人生並非編織而成的繩索，一切都是苦痛。

然而道家卻認為一切都是喜樂。採取何種生活方式是個人的自由，不過，若想治癒疾病，最好效法道家。

信什麼都可以，只要當時認為可行，就照自己的想法去做。譬如，耶誕節時，就崇尚基督教，做父母的法事時則皈依佛教，新年時則採神道教等。

不要為無謂的事悶悶不樂，如果是可以經過思考而解決的事可盡量動腦筋。然而若是無法治癒疾病，大可不必為之費心傷神，就是不要庸人自擾。如果要動腦筋，何不想些令自己愉快的事呢？

與人交際時也是一樣。本以為這個朋友永遠站在自己這一邊、聽自己的話，一旦有了利益的糾葛，說不定就在緊要的關頭被其背叛。

父母也不例外，和父母住在一起，每月的薪水如數交給父母時，就是父母眼中的孝順孩子，對孩子的意見，即使多少有些牽強，也唯命是從。但是，當孩子的薪水一分錢也不交給父母而自己花用時，情況就不同了。父母會露出想要趕人出門的語氣說：「你是不是應該自立門戶了？」

所以，人經常哀嘆被信賴的朋友出賣。其實，一開始就被出賣了，而且自己也應該察覺對朋友有背信失義之舉吧！問題在於分道揚鑣後彼此的利益是否一致。這一點若不搞清楚，再怎麼思考朋友間的恩義？信賴關係？都是無濟於事，倒不如什麼都不想。

至於喜惡也是個人任意的決定。一般人鮮少有喜歡蛇的，不過，難道可以因為討厭蛇而將蛇一網打盡嗎？討厭蛇的人到新加坡可能會大吃一驚。大家一看到蛇都流口水，在新加坡，蛇可是高級料理的材料。

不論在學校或工作崗位上，總有和自己合不來的人。這和蛇是一樣的無可奈何。討厭的人只管討厭吧！只要不交往不就沒事了。

有一次我到台灣，朋友向我訴苦說：「我女兒想要結婚的對象患有麻痺症，可以答應他們嗎？請你替我問問我女兒的心情。」我向他的女兒試探了一下，他女兒說雖然對方患有麻痺症，卻感到彼此非常搭配。

這就好了，既然對那人有好感，就順從自己的感覺，如果討厭這個地方就搬家吧。若凡事都覺得討厭，就不要勉強自己。

早島　人本來就具有所謂的靈感。只因為我執過分強烈而不清楚罷了。以老鼠而言，他們會迅速地預知隔天可能會有火災發生，而人的靈感何以遲鈍不敏呢？原因是我們不再坦率地接納事物，而以各種道理去解釋各種面臨的事物。如果能捨去心中的我執，還給自己一顆坦率的心，任何人必定會找回原有的靈感。

但是，現在你只要到橫濱的「可瞭望港口的山丘」，必不難發現戴眼鏡的狗在散步。現在不僅是人，連狗也生病了，糖尿病患何其多！這種狗，大概沒有會預知明天是否會發生火災的靈感吧！

公害問題、疑難雜症等，社會目前一片混亂。由此可見，社會正受到污染。而唯一拯救之道是學習「氣」。

一旦發覺錯誤時就改變方針

早島　今天要讓大家說說自己的感想。今天好像有許多新人，不過，要你們開口說話，各位一定認為說內心話很羞恥或怕被人恥笑。其實，把全部的心事說出來會使自己覺得舒暢。D先生，聽說你是被母親強迫到這裡來的？你想知道什麼事？

這裡和以往的宗教或道德完全不同，人的心靈深處有一顆赤忱之心，為了找出這顆赤忱之心，禪宗是利用坐禪求得頓悟，而我們接下來所要做的就是頓悟。

我不知道各位走過什麼樣的人生，不過，以我看來，似乎都是步行在黑暗中。

上大學時也只是聽外界的風評，並不實際調查什麼樣的教授教些什麼樣的內容，就猛往所傳聞的學校擠。出了社會到公司上班，也不會調查上司是什麼樣的人物，就連結婚也不清楚對方的來歷，只注意對方的背景。所謂背景是指從那個學校畢業，有何將來性。不真正地去認識人，所以結婚後就立即覺得厭煩。

女性之中常有關節風濕的疾病。不過，這種疾病可因為丈夫的態度而好轉或成為不治之症。

為人丈夫者有的人非常體貼，有的人則凡事不管，這兩種類型都不好。當丈夫過於體貼照顧時，太太會過於依賴而不注意疾病。凡事不聞不問也傷腦筋，有時需要人伸出援手時卻不給予支援。所以，病人失去希望而難以根治。

一提到頓悟，大家一定把它想得很難，其實很簡單。當自己在做某事時，如果發覺錯誤了，立刻改變方針即可。

日本人非常喜歡所謂的「道」。譬如花道、茶道、武道、書道等，在中國稱為花藝、茶藝、武術、書法。既然稱為道，大家就以為其中必有明確的條理。因此，認為絕對不可違背其條理，這是最大的錯誤。

中國人的想法是，對事物都抱持著「大概」的態度，不一開始就下定結論。譬如「新的道路大致是這個方向吧！」所謂的路是會變的，所以，即使是自己認為正確的，也莫可奈何。認定唯有這種道路才是正確的是一種我執。只要在每個狀況下採取最適合其狀況的正確方法就行了。不過，若是情緒上的陰晴不定，到頭來只會永遠走錯誤的路。所以，人不可讓陰晴不定的心情所左右。

這就是道家所宣導的生存方式。像各位一樣，和道家結緣者都是幸福的。只要實行道家的生存方式，自然具有判斷能力。這時即使是媒體爭相報導的事件，你也不會受到誤導而自有一番見解。

任何人都有靈感，只是從未察覺

早島　學習某種氣功術時，必須隨時溫故知新。如果身上染患的肝臟病或腎臟病治癒時，必須再學其他的氣功術。

飲食也非常重要，譬如鹽分。人體缺鹽時，會浮腫。但是，攝取鹽分過多時會變成腦筋頑固的人。

怎麼樣？T小姐，妳大概就是這樣吧！

T　我非常喜歡鹹的東西。

早島　這就對了，因為這樣才生病。病人都有偏食的傾向，喜歡吃酸辣食品對身體會造成傷害，飲食絕對不可偏食。

N　我的體毛很多，不知有何辦法……。

早島　當妳變漂亮時，體毛自然就回復正常。妳現在的臉呈現混濁，是因為腎臟不好。腎臟是體內的濾清器，會替我們清除體內污濁的東西。如果發生故障，污穢的東西會在體內循環而難以排出體外。

一天排尿幾次？

N　兩次到三次。

早島　太少了，一般都有十二、三次，腎臟不好時尿量就減少。妳的腎臟一旦治癒，皮膚會變白。日本人有北方及南方兩類型的人種，不過，實行氣功法後皮膚都會變白。

實行氣功法就可掌握命運的先機，也能知道宇宙的運行。當然也會預知未來天候變化。連老鼠、螃蟹都知道宇宙天候的變化，人豈有不知的道理。這就是所謂的靈感。每個人都有靈感，但是卻有人不相信。

以我為例，大致就可明白：「這個人大概有什麼事情吧！」當然對自己的事情也一清二楚。

話雖如此，人的命運並非固定的。問題在於修業。只要修業就能改變命運。修業可決定自己的命運。其實，自己可以掌握想要得到的命運，這也就是道家的生存方式。

而為了達到這個境界，必須先治癒令人討厭的疾病。

精、氣、神才是使人生存的三大支柱

早島　你現在早上會有勃起的現象嗎？

N　（點頭）。

早島　可見你的身體已經回復元氣了，早上會勃起就是證據。

有些女性身體上並沒有任何障礙，卻會對結婚感到恐懼。這種人雖然已經長大成人，然而性器卻未成熟。自己雖然並不十分清楚，但多少總會察覺。

成年男性中有許多性器還未成熟，這種症狀只要施行導引術就可立即治癒。有一個來自北海道的男人，外表看起來是個頂天立地的男子漢，然而卻無法勃起。他和女朋友交往三年，從沒有碰過她，結果被女朋友指責是否身體有何異狀，所以前來練習導引術。經過半年後終於可堂堂地結婚，目前已經有兩個孩子。施行導引術輕易地就可治癒陰莖無法勃起的隱憂。

我到歐洲、台灣訪問時，發覺有些人才四十歲左右已經無法行性生活。那些人也許是平日過於「浪費」所造的孽。但是，縱然可揮金如土，如果無法發揮男子氣概，的確令人洩氣。他們的身體越來越差，都是太過「浪費」的關係。

我在中國經過長久的研究，好不容易才發覺人體最重要的是精、氣、神。無法勃起的人是因為體內沒有精。只要持續練習導引術，身上即可充滿精氣。

各位對於婚姻和性生活有何看法？各位所想的一定是經濟上的問題。當身體虛弱時，首先想到的是經濟而非性生活。日本自古以來就有這麼一句話「一個人不溫飽，兩個人有飯吃」。如果兩個人在一起還無以為生時，請到這裡，我會教導你們該如何謀生。

不過，精力的「精」和「氣」不同。而所謂的「神」是指可以看見各種景物，以這個道場而言，那是有一次我在鎌倉的道場靜坐修行時，朦朧間看到的，我立即叫人前去找尋就發現了這個地方。場所是憑我大致的猜想，不過，房屋的大小及格局，完全和我所看見的一模一樣，這種能力就叫做「神」。

而氣是生命的根源。人必須具有元氣，若沒有氣，人生就結束了。精是指可以性交的能力，男人若無精就無法勃起。

日本人當中雖然也有生性淡薄而寡慾的人，然而喜歡性的人可不少。但是，卻不懂得真正的性。在這方面，中國人可說高人一等。外國人都說「和日本人結婚最好」，其實最好的是日本的女性吧！

M　我有喜歡的對象，但是一想到對方不知如何在打量我時就覺得不安……。

早島　擔心什麼呢？如果真的想要結婚時，在工作上也會異於往常的賣力，腦中也會出現各種點子。

擔心對方如何看待自己於事無補，何不寫封信給他。如果討厭對方時，就找別的情人吧。世上人這麼多，總是男女各佔一半。

B 我喜歡一個男孩，但是對方似乎已經有喜歡的女人。

早島 妳和M先生的想法是一樣的，妳也不是老小姐，他既然有中意的女朋友，妳何妨結交另外的男朋友，這種男人不要管他。

太過執著會看不清真相

早島 武道的深奧是戰勝自己。幾年前一位武術教練，因為被醫生告之已經染患癌症，就從大廈墜樓自殺。他無法戰勝自己。真正的強者是人自己。縱然有精銳的刀劍，能擊倒熊卻無法打敗象。所以，追根究底只能戰勝自己。

N 兵法又如何呢？

早島 所謂武道，全都是兵法。這個兵法是源自老子。兵法是一種拉鋸戰，所以世界上所有俗事全都是兵法。下雨撐傘、炎熱時穿薄衣。這就是拉鋸戰。

年輕時常會著迷於武道，如果鑽研下去，說不定會變成武行。但是，一眼就讓人看穿將來是書道家或武道家、茶道家的人並不太好。必須讓自己在他人眼中搞不清楚在做什麼。

因為如果專注於某個行業，會對自己所從事的事過於固執，而看不見其他的事物。既無法與家人溝通，也不知父母、孩子的心中所想的是什麼。

待在家裡時穿著污穢的衣服，只有外出時才化粧；在家裡做威做福，到了外面卻是一副大好人。這種現象也都是因為太在意外界的關係，只要反過來就行了。所以，我才說大家的觀念是錯誤的。

話說如此，當我還是像你們現在的年紀時，也是無可救藥。我既沒有長輩也沒有朋友，經常和人吵架。我還記得有一次在火盆前和朋友爭論，當時我極為火大，忍不住拿起一把火丟到對方的頭上，他的頭上沾有髮油，結果頭髮冒起火來害我嚇了一大跳。我也曾經有過這麼轟轟烈烈的吵架。

所謂的武道是為了防身。因此，若以習得的武道使他人受傷，根本沒有習武的資格。我所教導的動功術，本來就是一種武道，而其特徵是不需任何道場，即只在一般家庭中也可練習。不過，當對方知道你對武道有其心得時，對方可能心懷戒備。所以，練動功術的人絕對不會向他人透露自己練習武道。

我在年輕時，立志成為全日本第一的武道家，我專心一致地修練三年多。但是，慢慢地我覺得有點可笑而停止。因為竟然落得別人看到我就敬而遠之的下場，我的眼神也變差了。當我不再想要成為日本首屈一指的武道家時，兇惡的眼神也就消失了。

聽說在法國有一個練動功術的高人，其功力如何呢？舉例而言，車子往他身上撞過來時，他不但毫髮未傷，反而造成車身的毀壞。當然，即使被數名流氓圍攻，也能一一將之擊倒。

各位一定想他的身體這麼強壯真令人羨慕。但是，那個人在年輕之年就暴斃了，死的挺乾脆。這是因為超過限度地使用氣的關係。

惟有無心才能明辨真正的道理

早島　N先生，像你經歷過大家從未有過的痛苦，對你是有極大的幫助。但是，今後是否能苦盡甘來或持續痛苦，完全要靠你自己。

日本有一名作家叫井上靖，他現在是個了不起的作家。不過，年輕時的際遇和你完全一樣。你只要能超越現在的痛苦，必可獲得幸福。

T先生你也是一樣。只要把疾病治好，今後什麼事都難不倒你。因為是能自己治癒的疾病當然會有自信。

所謂治癒疾病就是消除我執的關係。換言之，是不再拘泥於疾病而痊癒的。對事情過於固執、拘泥時最不好。

以印章為例，從前在日本一般人都認為印章必須由水晶製作。但是，印章的原產地山梨縣的水晶越來越少，所以現在轉而說水晶的印章不好。世界上的事物就是這樣，因狀況而改變。所以，一味堅持使用水晶印章的人，頭腦就太硬了。

另外，還有所謂的家相。這是以中國北京為中心發展的一種相法。據說家相的基準是廁所不可朝西而立。也許家相所言自有其道理。但是，卻也不可因為牽就方向而改建吧！只要用木板或其他物品堵住廁所的窗戶即可，如此一來就可避免西向的問題了。

而最近似乎也流行著所謂的墓相。日本是在昭和二十年左右蔚成的風氣，其實連寺廟的和尚也不太清楚是怎麼回事。如果太過在意墓相的好壞也是一種束縛。

大家最感到顧忌的是祖先靈魂的做祟，自從小說《八墓村》的暢銷而造成大家畏懼先靈作祟的風潮，但是這都是庸人自援，根本沒有這回事。即使平常對靈魂作祟與否毫不關心的人，一旦染患疾病或遭逢事故時，就會聯想到是否祖先的靈魂在作祟。

「易」也是一樣。這是俗稱的八卦，這些拘泥應該全部捨棄，道家絕對不信這一套。不過，世界上的確有靈魂附身一事。這些陰魂怪魔在山中徘徊，據說在瀑布下修業的人也經常會著魔。在修業時腦中一片空白，很容易讓鬼魂乘虛而入。

不過這些中魔之事，很容易處理，方法是高等洗心術。總而言之，這是否能將對方洗腦、洗心的技術有關。

人之所以會畏懼祖先靈魂的作祟，只因為大家並沒有變成無心的狀態。大家一味地在腦中填充科學、學問、宗教等知識，因此腦筋變得冥頑不靈。頭腦僵硬後人當然無法變成無心。既無法變成無心就不能了解到真正的道理。由於不了解就產生不信。對於所謂的「氣」大家會不屑地說「毫無科學根據」。既然不信就有疑惑，也會造成疾病，同時無法治癒。

疾病無法治癒是自己無法處於無心的狀態，卻一再地批評是醫生醫術不好、醫學不進步。這種作為是不顧自我的責任而攻擊他人的一種嬌縱。

在中國稱此現象為「執迷不悟」。既然在日本道觀接受指導，為何又到溫泉去？這就是執迷，藥物的使用也是一樣。你可向醫生請教一下，疾病是否可以用藥物治癒。醫生對藥品的事其實一無所知。

這些事應該全部捨棄。日本漢藥界的元老，有一位極為著名的O先生，他主張說：「漢藥和現代醫學不同，並不只治療部分，而是治癒全身。」

於是我問他，治癒全身後會變成怎麼樣時，他無法做具體的回答。而只信口說就是可治癒全身罷了。

學校的老師經常來請我解惑，他們說學生總有許多的問題。聽他們敘述時覺得A說得頗有道理，同時B的話也不假。結果不知道該相信那一個說詞？

這是因為認定真理只有一個而造成的煩惱。為何大家都具有那樣的觀念呢？原因是我們已經養成西洋的想法，西洋認為神只有一個，所以真理也只有一個。但是，印度是多神論，日本也是多神論。所以，真理並不只有一個。

所謂疾病的痊癒是指細胞的重生

疾病的治癒是指細胞的重生。所以，當疾病治癒時病人會理所當然的返老回春。不過，現代醫學卻無法期待這樣的效果。

B　我的父母沒有接觸過氣功術或導引術，一再要求我到正統的醫院看病，不知道該怎麼辦？

早島　你如果持續練習氣功法，而且變得健康時，他們自然就會相信了。這種情況經常可見，不要強迫他們信服，越強迫他們，他們會越執意不肯相信。我知道有很多人都像你的父母一樣，一聽到在我這裡修練氣功，都認為是受騙上當。

其實大家都不知道，人如何在有生之年過著無疾病的生活。人本來不會生病的，只是大家並不知道其道理。所以，如果你的父母一再堅持要你吃藥時，你只要聽從他們的話佯裝吃藥就行了。只要你認真地練習氣功法就無所謂。

市面上的藥品其藥性越來越強，稍一不慎可能弄巧成拙。藥本來就是毒，只是人把它稀釋而應用在醫療上。一個在東京外語大學擔任講師的印度醫生曾說：「我是用毒治療疾病。」並不說是西藥，漢藥也是一樣。

以白米而言，自古以來就被做為藥物使用。因此，過食自有弊害。在中國米會做成稀飯吃。

道家所追求的就是過著愉快的生活，因此，三餐飲食選擇便宜又合乎時節的食品。以魚類而言，有吳郭魚吃就夠了，非鱸魚、石斑魚不吃的人才奇怪。然而大家都視物以稀為貴，大家都想吃市面上少有的食品。結果，往往因虛榮或面子而受他人左右。以豬肉而言，道家非常喜歡豬腳、豬骨。

既便宜又營養的食品是韓國料理或印度料理。中國料理看起來雖然豐盛卻不足為道。

據說，從前的台灣，一般人搬家時只背兩個鍋子。一個煮飯，另一個則是盛開水煮稀飯。長褲前面破了就把後面繞到前面穿，日暮而息、日出而做。完全順從自然的生活方式。台灣的道家是不點燈的，雖然說早起有益，然而冬天盡量睡得飽。

在晚間工作的人，不出三年身體就敗壞。所以，生活作息最好不要違背自然。不要顛倒晝夜的作息、不偏食、姿勢正確、不做不正常的動作。只要謹記這些要領，人就不會生病。

想要與好對象結婚就必須提升自己

早島　有小孩的父母最傷腦筋的是教育的問題，為何教育會造成問題？說穿了是父母過於苛求而自尋煩惱。

我說的一點也沒錯吧！自己的腦筋不行卻要孩子讀一流大學，這本來就是無理強求。自己非常討厭讀書，卻一再地要求孩子「努力用功、努力用功」，這也是無理要求。

我有一個朋友，勉強讓孩子讀上東大並當了醫生。在這個階段父母非常滿意。但是孩子結婚有了家庭後，這孩子怎麼對他的父母說呢？「不要來我這裡，我們沒辦法住在一起。」我的朋友聽了這句話，整個人似乎跌入失望的深淵中。戰前受教育的人和接受現代教育的人的差別竟然如此大。然而為人父母者，並不真正理解其中的代溝而只一再地哎嘆，自己到底是為誰辛苦為誰忙！

其實，如果孩子想開麵攤，就讓他去做。想當吉他手就任由他去。只要讓孩子做他想做的事，根本不必要在孩子身旁耳提面命，要他讀大學或到大公司就職等。人必須捨棄這些無謂的堅持。

常有許多人到我這裡來請教有關就業、繼承家業的問題，然後接受洗心術。學校的老師也常來接受洗心術，結果都變得很有人緣。因為老師變得坦率，學生當然也變得坦率。因為學生會模仿老師，如果當老師心中帶有我執，學生也無法除去內心的我執。

父母、老師之所以對孩子無理的要求，是自己並不偉大卻要求對方有好的表現，這簡直是滑稽。他們並不知道只要提升自己，對方即有好表現的道理。當人想和較好的對象結婚時，首先應該提升自己。如此必定能找到一個優秀的伴侶。

然而現實生活中一般人多半不顧自己的好壞，並把對方看做傻瓜。活到六、七十歲的老人卻對自己的老伴說：「你這個老傢伙最好趕快死掉。」

這種人才應該學習行法，因為學習行法，人就會改變。

開始學行法時必須活動身體，不過，最後的階段是觀念行。也就是改變觀念。所謂的觀念，舉例而言，譬如同樣喝一瓶酒，有些人會認為「啊！只剩下一半。」而有些人則覺得「啊！還有一半。」凡事要往好的一面想。嬰兒的夜哭也是一樣。有的人會認為這會給鄰居造成麻煩，而有的人覺得嬰兒哭泣是在做運動。到底採取什麼樣的想法，則決定了那個人的人生。

凡事都往好的一面解釋非常重要。樂天派的人會往好的方向想像，自己是否是樂天派的人只要靜坐就可明白。在靜坐中人會有各種的聯想。這時就看你的聯想的伸展方向是往好的或往壞的，即可決定你自己是否是樂天派的人。

任何人的一生中都會碰到必須下定決心做某事的時候。對S先生而言是治療腳部的麻痺。那是最大的幸福，絕對不可對腳的麻痺感到悲觀。反而要樂觀地想還好只是麻痺而已，這樣才可以治癒。絕對不可心慌，因為我告訴過你要替你治癒。

呼吸法是基本

早島　看手相或人相大致可明白該人患有某種疾病或將遭遇那些不幸。不過，這些必定有補救之道。就是氣功（導引術）。持續修練氣功術時，手相或人相會漸漸改變。所以，手相、人相是表示當時當事者最大概的未來。

開始練習行法時，每天都覺得昏昏欲睡，即使搭車時知道下一站必須下車也睜不開眼。這個狀態大約持續一個月，同時，睡覺時汗量極多，幾乎使睡衣潮濕。另外還會有咳痰、發燒等症狀。有時甚至會出現三十九度的高熱，這些都叫做反應。不過，這個過程中，體內的細胞已經開始在轉變了。若沒有這樣的轉變，是無法治癒疾病的。但是，即使咳痰或發燒仍然覺得食物美味可口。

F　老師，亂視可以治癒嗎？

早島　一星期左右就可治癒。老花眼則要花費較長的時間。不過，J先生從事的是什麼工作？

J　新聞報導方面的工作，晚班較多，不過身體倒無異樣。

早島　晚班到幾點？

J　凌晨兩點左右。

早島　啊，那樣倒沒問題。做完呼吸法再上床睡覺吧！

J　平常並沒有異狀，但有時會因為走廊的腳步聲而驚醒。

早島　這也做呼吸法就好了，凌晨兩點是最好的時間。練完洗心術會覺得疲倦，八點就寢、深夜兩點再起來做呼吸法，然後就可完全的熟睡。凌晨兩點是氣最佳的時間。

廁所和浴室都是最佳的練習場所。和禪宗一樣，隨處皆是修練場。若是洋式馬桶也可練習行法。上廁所時只做按腹行法，而且儘可能地做。

有些人一邊接受洗心術一邊到醫院接受檢查，最好不要這樣，要相信洗心術。因為洗心術具有和胃腸科專家同樣程度的醫療水準。

另外，一談到疾病，大家都會誇大地想像。其實日常的動作是造成疾病的根源。用右手的人平日都用右手，因此，左手變得遲鈍而積滿污血。走路時會先踏出那一隻腳也是從孩提時代至死一成不變。以站立的姿勢而言，從右腳開始站立的人，其一生都是先從右腳站立。如此累積的結果會造成疾病，因為那個部位積壓了太多的疲勞。

所以，只要消除這些僻性，就可減少疾病的發生。我經常用右手寫稿，而在拿東西時則儘量用左手。例如，我都是用左手拉捷運的吊環。

在利用氣功行法治癒疾病，從小養成的動作僻性也要一併糾正。絕對不可一直持續同樣的動作，要經常改變姿勢。

道家在開門時只使用小指和無名指，這是因為這兩根手指平常很少使用，利用開門的機會做訓練使其強壯。

G　有些身強力壯的人會突然暴斃，這是什麼緣故？

早島　因為呼吸不同所以暴斃。人上了年紀呼氣的動作會增多，所以呼吸非常重要。

G　那麼，我們只要跟老師一樣的做就不會出錯了！

早島　沒錯，但是生活方式卻不能和我完全一樣。這點絕對不可弄錯，不要因為我選擇這條路，大家也跟著效法，這是極大的錯誤。每個人各有自己的道路，但是，道路雖然不同卻同樣都能修練至無心的境界，一旦變成無心之後，就不會因疾病而死亡。

二、氣醫學的神奇

氣醫學的開端是模仿動物

據推測，導引術是起源於五千多年以前。雖然中國是有文字記載的國家，然而卻沒有留下那麼古老時代的記錄。但是，從後世的眾多記錄中卻仍有一些蛛絲馬跡可循。在此僅以一例做說明。

早在後漢末期（西曆二世紀末）有一位叫華佗的名醫。華佗是世界醫學史中首次使用麻醉藥的名醫。同時，他也繼承古代傳承下來的道家行法，並集其大成而著作了《五禽戲》的健康法。所謂五禽是指猿、熊、虎、鹿、鳥（有一說是烏鴉，不過鳥才是正確的）。華佗首創模仿這些動物的體操。不過，其動作與其說是體操，倒像是舞蹈。

記載中說，每天持續練習這種和體操、舞蹈不盡相同的獨特運動法的華佗及其弟子們，雖然年數增加卻依然年輕。其實這是一種導引術。

後來，魏國曹操命令華佗為他治療頭痛之疾，華佗想要在曹操頭上施針，卻觸怒了曹操反被殺害。據說當時華佗已超過一百歲。

不過，華佗到底是向誰學習「五禽戲」呢？畢竟不可能有一個天才會突然想出要模仿動物的動作，而變得返老回春並長生不老。大家應不可忽略，在華佗之前數百年至數千年前的民眾的經驗累積。也許華佗的「五禽戲」亦是出於前人經驗的累積。

古代人周遭的敵人是野獸。人必須保護自己避免野獸的攻擊。同時，儘可能想要擁有更勝於野獸的強壯體格。因此，他們應該會努力地想要得知野獸的動作或習性。一般認為在這個過程中，古代人發覺動物的動作極為合乎自然之理，因此覺得用雙腳步行的人，若能學習動物的動作，必可發揮意想不到的能力。

人是由四腳步行進化為二腳步行的動物。由於進化所賜，雙手從步行的勞動中解放而可自由使用，腦筋也日漸發達。但是，雖然進化成雙腳步行的動物，身體基本的構造卻沒有任何變化。因此，由於雙腳步行的過分牽強，使得肌肉的使用方式產生扭曲，各內臟也處於負荷過重的狀態。

人若模仿野獸的動作，即可解除肌肉的扭曲現象，而發揮從未使用的本來能力。同時，也可消除內臟所承受的負荷。

從古代經過無數年代的經驗累積，人已經學到利用動物的動作，消除因為雙腳步行所造成的身體不適，並充分地誘導出身體原本具有的能力的方法。

同時，人在觀察動物的習性中，一定也知曉了「野性動物既不傷風感冒也不感染肺炎，和疾病沒有任何往來。」的事實。

野生動物是在天壽終止時才會死亡的。

「氣」的發現

而且動物和人不同的是，不會苟延殘喘直到死亡。牠們也不會像人一樣「雖然四肢衰弱，然而內臟健康、食慾也不減退」。當壽命結束時，四肢和內臟會同樣迅速地衰竭，在沒有任何痛苦的狀態下彷彿睡覺般地死去。

人若能學習動物的生活方式，也許就不會感染疾病，也不會因疾病而死亡，也不會因老化而痛苦。而且說不定能和動物一樣，在壽命完了之前都過著健康的生活，在毫無痛苦的情況下安息。

而且，人類一定認為自己應該比動物更長壽吧！

人對動物的觀察與研究，隨著時代的變遷更為深入而精湛。舉凡動物的步行方式、捕獲獵物的姿勢、養育後代的方法、睡姿及呼吸法……。

人一定是把自己當成動物般地學習其舉止動作。換言之，是徹底的人體實驗。而且在經過眾多的試行錯誤後，終於察覺了動物和人的活動，及所有生命活動的背後都有一股極具影響力的「氣流」。

動物是因為在體內充分而自然地吸取「氣」，並使氣在體內暢通無阻，才可避免疾病的感染。而人由動物演變為人的過程中，忘記了自然而充分地吸收氣的方法。從模仿動物而發現的「氣」使導引術有長足進步的發展。

在此之前是各個互不相往來的經驗累積，然而由於「氣」的發現，使這些經驗找到可以整理為一個體系的開端。

中國最古老的醫學書，也是目前被尊崇為針灸聖典的《黃帝內經》中指出，早在黃帝時代已利用導引術治療疾病。

到了隋朝，導引術的研究達到了高峰。導引術由一名叫做巢元方的名醫集大成為一本著作，巢元方奉皇帝之命，常年收集散佈在中國各地的導引術，最後將其成果整理為《諸病原候論》五十卷。題名的意思是疾病的原因及症狀的解說。

其內容包括疾病的原因、症狀事例及治療法（導引術）。譬如，在疾病的原因方面，若是冬天染患感冒時，對於立即發熱而痊癒的狀況，以及感染時雖然沒有發熱，然而過了春天到了夏天時才發病的狀況之間有何不同，有極為詳細的解說。

同時，在卷末還附錄將近六百種疾病的導引術行法。

日本的導引術

中國的導引術傳到日本是在四世紀末，正是當時的歸化人王攜帶《論語》十卷、《千字文》一卷、平法學到日本的時候。

到了江戶時代，導引術成為日本醫學的主流。

江戶時代導引術的大家是以俳歌聞名的上島鬼貫。鬼貫實際上利用導引術治療疾病。據說他治癒了三名諸侯的疾病而獲得一生吃穿的生活物資。

另外，貝原益軒在其著作《養生訓》中也有詳細的說明，而國學家平田篤胤也留下有關導引術的著作。

在江戶時代極為流行的按摩術是由導引術延伸而來的。江戶時代以按摩為業者都掛著「按摩導引」的招牌。雖然不知其技術如何，不過導引術似乎成為治療平常的按摩治療所無法治癒的病症的最後絕招。

我現在的姓氏雖然叫做早島，然而我的父親是大高坂家族的人。大高坂家是村上源氏的子孫，在十世紀以後開拓高知城的大高坂鄉（現在的高知城附近一帶）建立大高坂城（現在的高知城前身）成為城主。

我們家所繼承的導引術，可能是源自村上源氏的流派。

我自稱是道家龍門派傳承（正統繼承者）第十三代。而且獲得台灣右位的同第十二代江家錦先生的認同。我是第一個被承認為道家正統繼承者的外國人。

為什麼我能被認同是道家第十三代的繼承人呢？因為由我所復活的導引術技巧，被認同是傳承中國道家導引術的正統。

西元一九六九年，我為了調查現在中國導引術的傳承情況而拜訪台灣。當時由在東京學擔任教授窪德忠先生（主講道教學）的介紹，到台灣拜訪巴黎大學蘇蒙士（sorbonne）分校的名譽教授、道教總本廳嗣漢天師府的道士陳榮盛先生。當我得知陳先生的朋友夫人因難症大為困擾，於是我指導其導引術，在短時間內即將雜症治癒。從傳聞中得知這事的江家錦先生於是承認我的導引術是「繼承正統」。

那麼，在大陸方面氣功術、導引術的傳承情況如何呢？他們和台灣是處於同樣的狀況。一九四九年文化大革命時，道家的繼承人紛紛逃往國外。

後來，經過了三十年的現在，承蒙全真教龍門派發祥地的山東省文登市的邀請，以氣功術、導引術實踐家的身分出席該地所舉辦的國際研討會而大受歡迎。中國大陸目前也正積極地收集，並復元導引術等傳統的醫療技術。不過，導引術目前只有少數人得知其真偽，我打算今後把導引術傳回其出生地的中國。

在大陸方面，專家學者們似乎對於我所傳授的導引術極有興趣。中國傳統醫療技術的專業研究雜誌《氣功雜誌》中，曾引述我在日本所發表的導引術，並題名為「日本道觀道長早島正雄『導引術十則』」。

由於有上述的狀況，當我在一九六九年拜訪台灣時，當地的道家人士對於我的出現感到震驚。

後來，在一九七三年的年底我又再度的拜訪台南。那次的訪問是為了出席留在台灣的道家人士之間的聚會。當時承蒙我的導引術的最佳理解者已故作家北條誠的斡旋，在台北以代書為業的陳先生，為我召集從中國大陸躲避動亂到台灣的道家人士，那次聚會所參加的人並非道教的道士，而是道家的人。他們的職業有大學教授、出版社經營者、武術家等。

這次聚會的目的是為了彼此發表道家的導引和武術。當時我表現了導引術和道功術的技術。

他們看到我所展現的技術，首先感到驚訝的是全部都從動作開始。因為他們所進行的都是在端坐靜止的狀態下所做的「丹田行」和「調息法」為主。

所謂丹田，正確的位置是指由肚臍往腹部內側三寸的位置。一般認為是在肚臍下方三寸或往下方三寸的部位，但是這俗說是個錯誤。把意識集中在丹田時會發熱，這股熱氣會趁著在體內循環的氣繞轉體內各處，這就是所謂的丹田行。而這種方法就叫做觀念型。

所謂調息法是調整氣息，亦即呼吸法和丹田行同樣的，都是在端坐靜止的狀態下進行。

丹田行和調息法兩者都是必須修練到純熟才具有效果的行法。純熟之後不但可維護健康，同時還具有療病的效果。但是，要達到純熟必須花費一段相當長的時間。因此，並無法像我所表演的導引術一樣，在短時間之內治癒疾病的效果。

我所表演的導引術是記載在中國道家古文獻中所記載的方法。為何他們竟然不知道這個技術？

第一、是因為道家具有單傳的風氣，盡量精減後繼者人數。

第二、是為數甚少的後繼者，多半在清朝末年的動亂中被彈劾、殺害。

第三、由於清朝末年以來的眾多動亂，道家的古老文獻在中國幾乎失散，因此，幾乎沒有傳承給現存的道家人士。

第四、即使握有殘存的文獻，然而道家文獻中的表現不易理解，有時是以記號表示，其書寫方式並不只能藉由文章的閱讀而習得技藝。

由於上述的緣故，導引術在其本土的中國，雖然漸漸消失，然而在此仍衷心希望各位能學習這世上絕無僅有的神奇健康法，對各位的健康管理必有所助益。

◎應眾多讀者的需求，本書由《道家氣功術》《氣功減肥術》二書的精華改編而成。盼望舊雨新知更有所受益。

太極武術教學光碟

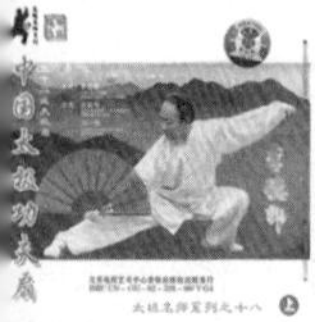

太極功夫扇
五十二式太極扇
演示：李德印 等
(2VCD)中國

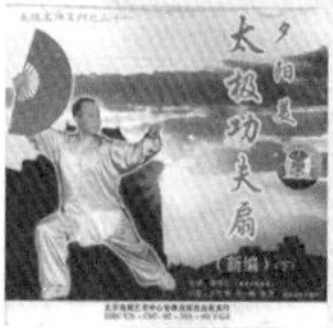

夕陽美太極功夫扇
五十六式太極扇
演示：李德印 等
(2VCD)中國

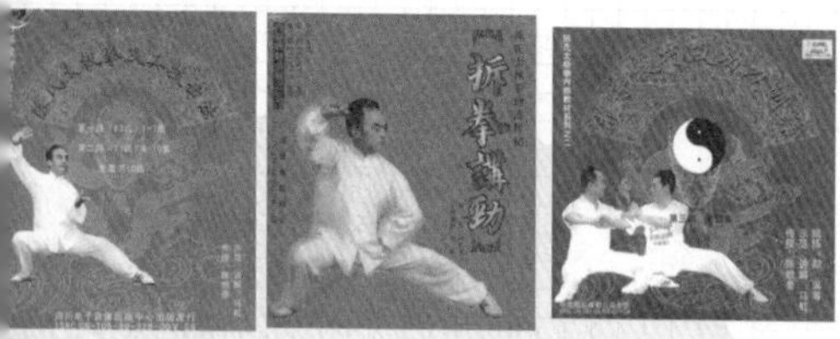

陳氏太極拳及其技擊法
演示：馬虹(10VCD)中國
陳氏太極拳勁道釋秘
拆拳講勁
演示：馬虹(8DVD)中國
推手技巧及功力訓練
演示：馬虹(4VCD)中國

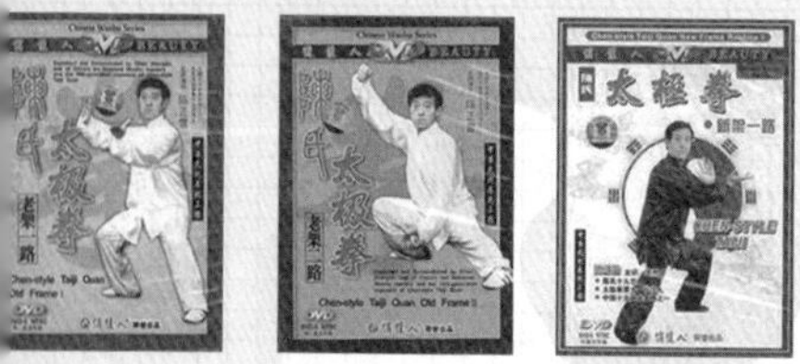

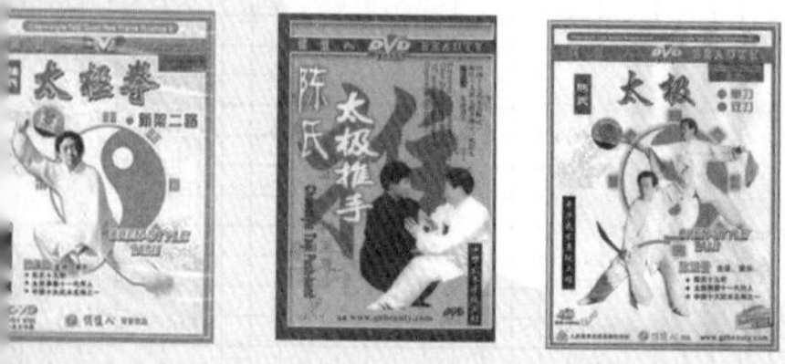

陳氏太極拳新架一路
演示：陳正雷(1DVD)中國
陳氏太極拳新架二路
演示：陳正雷(1DVD)中國
陳氏太極拳老架一路
演示：陳正雷(1DVD)中國
陳氏太極拳老架二路
演示：陳正雷(1DVD)中國
陳氏太極推手
演示：陳正雷(1DVD)中國
陳氏太極單刀・雙刀
演示：陳正雷(1DVD)中國

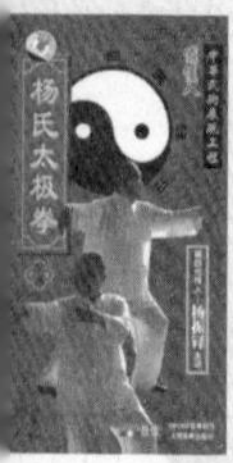

楊氏太極拳
演示：楊振鐸
(6VCD)中國

本公司還有其他武術光碟
歡迎來電詢問或至網站查詢
電話：02-28236031
網址：www.dah-jaan.com.tw

原版教學光碟

歡迎至本公司購買書籍

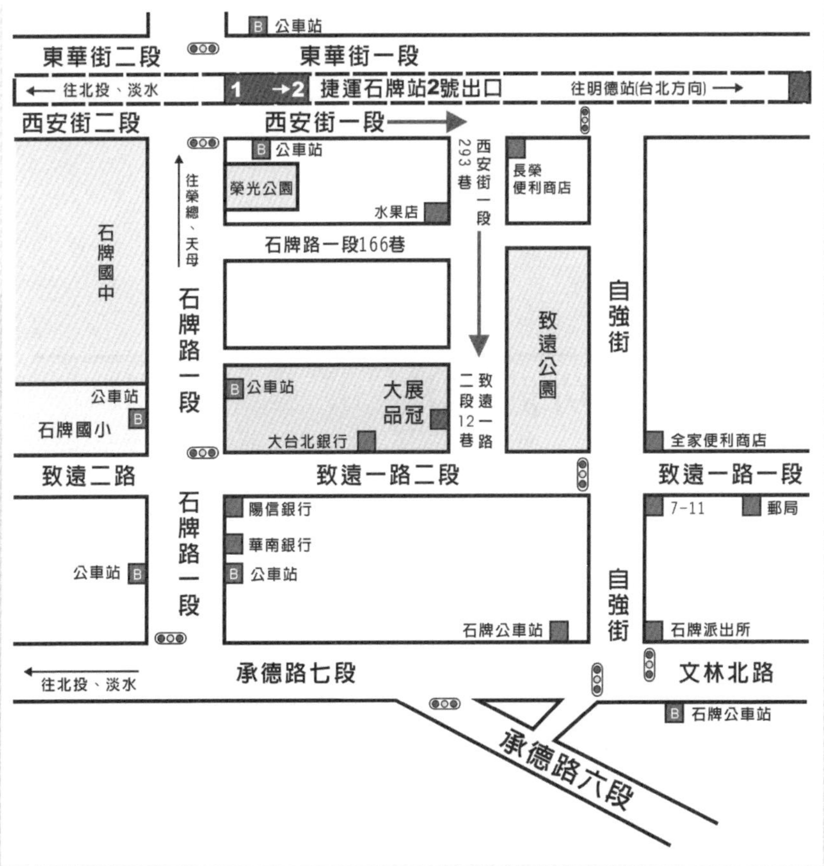

建議路線

1.搭乘捷運・公車

淡水線石牌站下車，由石牌捷運站２號出口出站(出站後靠右邊)，沿著捷運高架往台北方向走(往明德站方向)，其街名為西安街，約走100公尺(勿超過紅綠燈)，由西安街一段293巷進來(巷口有一公車站牌，站名為自強街口)，本公司位於致遠公園對面。搭公車者請於石牌站(石牌派出所)下車，走進自強街，遇致遠路口左轉，右手邊第一條巷子即為本社位置。

2.自行開車或騎車

由承德路接石牌路，看到陽信銀行右轉，此條即為致遠一路二段，在遇到自強街(紅綠燈)前的巷子(致遠公園)左轉，即可看到本公司招牌。

國家圖書館出版品預行編目資料

道家氣功健康法／陸明選輯
—初版—臺北市，品冠文化，2012（民101.06）
面；21公分—（壽世養生；5）
ISBN 978-957-468-881-4（平裝）
1.氣功 2.健康法
413.94 101006800

【版權所有・翻印必究】

道家氣功健康法

選輯者／陸　明
責任編輯／黃秀華
發行人／蔡孟甫
出版者／品冠文化出版社
社　址／台北市北投區（石牌）致遠一路2段12巷1號
電　話／(02) 28236031・28236033・28233123
傳　真／(02) 28272069
郵政劃撥／19346241
網　址／www.dah-jaan.com.tw
E-mail／service@dah-jaan.com.tw
登記證／北市建一字第227242
承印者／傳興印刷有限公司
裝　訂／眾友企業公司
排版者／千兵企業有限公司
初版1刷／2012年（民101）6月
初版2刷／2019年（民108）8月
定價／230元

●本書若有破損、缺頁請寄回本社更換

大展好書　好書大展
品嘗好書　冠群可期

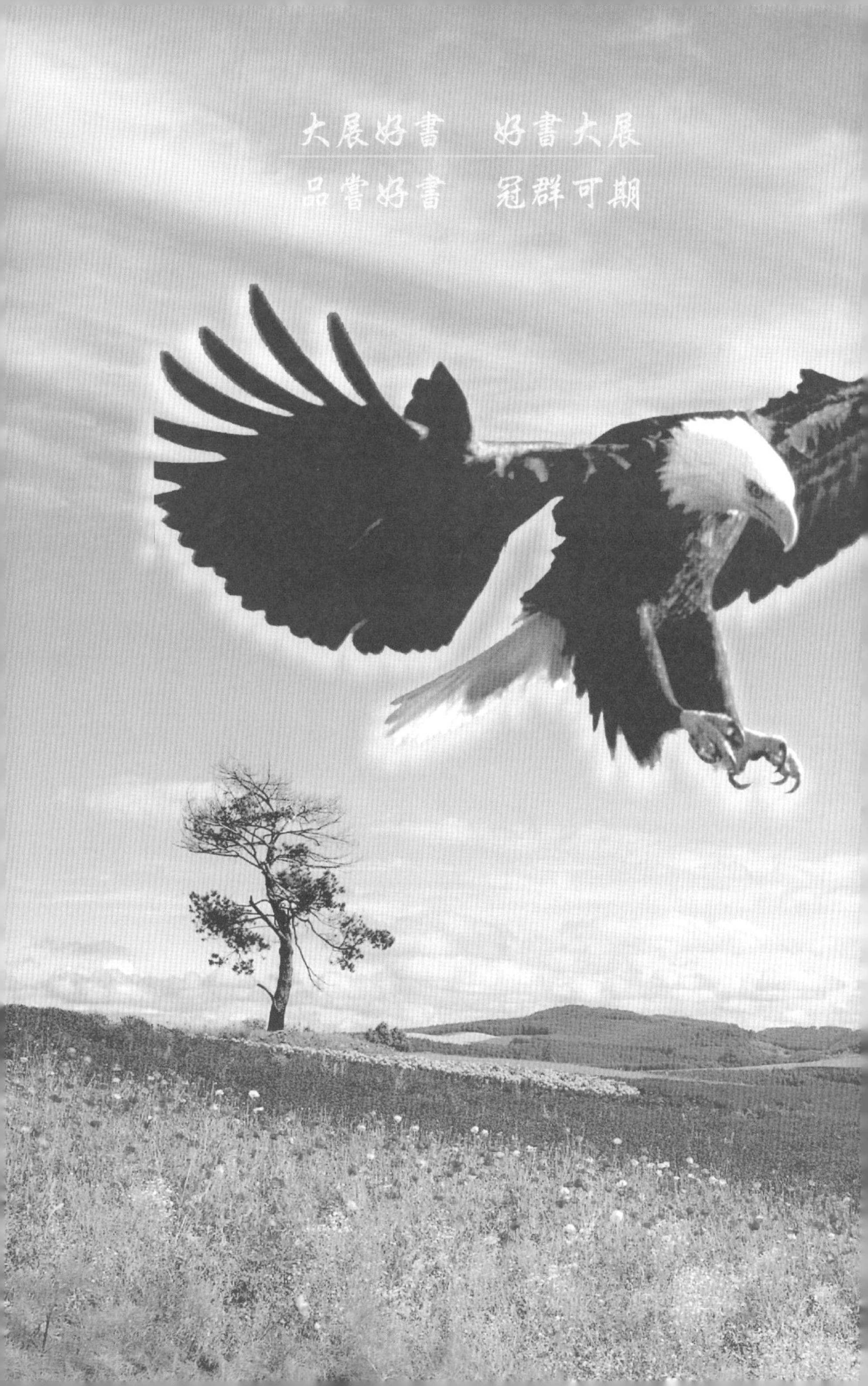
大展好書　好書大展
品嘗好書　冠群可期